Günter Weigel
Heilpraktiker

Praxisleitfaden

SANUM - Therapie

nach Prof. Enderlein

und ergänzende Maßnahmen

4. Auflage (unveränderter Nachdruck)

Semmelweis - Verlag
2024

Vorbehaltserklärung

Dieses Buch ist dazu bestimmt, Information über die behandelten Themen zu vermitteln. Dieses Buch soll lehren und unterhalten. Weder die Autoren noch der Verlag sind im Falle eines Verlustes oder Schadens, der direkt oder indirekt durch die in diesem Buch enthaltenen Informationen verursacht sein könnte, irgendeiner Person gegenüber verantwortlich oder schadenersatzpflichtig.

Disclaimer

The purpose of this book is to provide information about the use of SANUM preparations for a wide range of medical problems. However, illness can be highly unpredictable, and the best possible expertise should always be consulted. No liability is accepted by the author and publishers for any claims arising from the use of any remedy or prescribing strategy discussed here.

Herausgegeben durch den Semmelweis-Verlag, D-27316 Hoya

Buchumschlag von Y. Harste

Mucor racemosus

Aspergillus niger

Printed in Germany by Druckerei Adam Prettenhofer GmbH & Co. KG

Dank

Es ist mir ein aufrichtiges Bedürfnis, hier an dieser Stelle all denen zu danken, die mir geholfen haben, in der Dunkelfeld-Mikroskopie und der SANUM-Therapie den richtigen Weg zu finden:

Heilpraktiker Franz Arnoul für die Vermittlung der ersten Kenntnisse und die uneingeschränkte Bereitschaft, seine große praktische Erfahrung an unerfahrene Kolleginnen und Kollegen weiterzugeben;

seiner Frau Dr. Cornelia Arnoul für die ersten Einblicke in die faszinierende Welt der Dunkelfeldmikroskopie;

Dr. Klaus Karsch für ein schlüssiges Gesamtkonzept, wodurch eine erfolgreiche Arbeit für mich erst möglich wurde;

Dr. Thomas Rau für viele, oft überraschende neue Einsichten und Erkenntnisse;

Frau Dr. Kracke für ihre unglaublich sorgfältige und intensive Korrekturarbeit und zahlreiche wertvolle Ergänzungs- und Verbesserungsvorschläge, die dem Buch sicher zugute gekommen sind,

und nicht zuletzt den vielen Patienten, die bereit waren, mir ihr Vertrauen zu schenken. Ohne sie wäre es nicht möglich gewesen, dieses Buch zu schreiben.

Günter Weigel
Naturheilpraxis "Am Lehbühl“
Am Lehbühl 12
D - 79541 Lörrach

Tel. 00 49 (0) 7621 - 949 240
Fax 00 49 (0) 7621 - 949 241

E-Mail: guenter.weigel@t-online.de

http://www.ginkgoblatt.de

Inhaltsverzeichnis

Zur Lage

Seit der ersten Auflage dieses Buches sind 15 Jahre vergangen. Leider hat sich die Situation in dieser Zeit aus meiner Sicht nicht zum Positiven gewandelt. Im Gegenteil: Die Schulmedizin hängt mehr denn je fest in vielen unbewiesenen Dogmen, die Pharmaindustrie hat die Medizin fest im Griff. In regelmäßigen Abständen werden Schreckensszenarien (z.B. Schweinegrippe) inszeniert, um weitgehend unwirksame Mittel mit Riesenprofiten zu vermarkten.

"Ärzte geben Medikamente, von denen sie wenig wissen, in Menschenleiber, von denen sie noch weniger wissen, zur Behandlung von Krankheiten, von denen sie überhaupt nichts wissen." (→ Literatur: „Die verschwiegene Epidemie“)

Neue Impfungen werden propagiert, obwohl sie teuer, unsinnig und lebensgefährlich sind, wie z.B. die HPV-Impfung bei jungen Mädchen. Um der zunehmenden Kritik aus Medizin und Bevölkerung zu begegnen und dem Ganzen einen wissenschaftlichen Anstrich zu geben, scheut man sich nicht, sogar das Gremium für die Verleihung der Nobelpreise zu beeinflussen. Zum System gehören leider auch die Medien, die jeglichen Unsinn jahrelang ungeprüft weiter verbreiten, wie zum Beispiel über die sogenannte Krankheit AIDS. Man redet intensiv und ausdauernd über relativ wenige Drogentote und nimmt mehr als 100.000 Tote jährlich durch den Zigarettenkonsum alleine in Deutschland locker zur Kenntnis.

Das Ganze nennt sich Gesundheitssystem und ist doch nicht mehr als ein Krankheitssystem. Wo bleiben Lösungen für die wirklichen Gesundheitsprobleme unserer Zeit wie Allergien oder Krebs? Seit Jahrzehnten werden Unsummen in die Krebsforschung investiert. Greifbare Ergebnisse gibt es praktisch nicht. Erfolgreiche alternative Ansätze werden ignoriert und verteufelt; die Klassische Homöopathie gilt als unwirksam; pflanzliche Heilmittel hält man für gefährlich, weil sie medizinische Verordnungen beeinflussen können; millionenfach und jahrzehntelang bewährte Naturheilmittel werden aus dem Markt gedrängt. Die meisten alternativen Behandlungen werden von den privaten Krankenkassen als "medizinisch nicht notwendig" eingestuft! Ich bin aus eigener langjähriger Erfahrung der festen Überzeugung, dass es für viele Gesundheitsprobleme schon längst praktikable, preiswerte und schnelle Lösungen gäbe, wenn man das nicht bewusst und systematisch blockieren würde. Man lebt ja schließlich davon, und das nicht schlecht!

In dieser Situation ist die SANUM-Therapie mehr denn je ein wahrer Segen. Viele Mittel sind zwar im Laufe der Jahre vom Markt verschwunden, andere haben ihren Namen geändert, oder sind nur noch in Holland oder in der Schweiz erhältlich. Der therapeutische Einsatz ist aber nach wie vor uneingeschränkt möglich. Ich arbeite nun seit annähernd 20 Jahren fast ausschließlich mit SANUM-Präparaten und bin mehr denn je davon überzeugt, mit ganz wenigen Mitteln eine große Bandbreite von Erkrankungen erfolgreich behandeln zu können, ohne etwas zu unterdrücken oder zu bekämpfen, nur mit regulierenden Therapie-Maßnahmen. Eine große Zahl von Patienten, oft in großer Not und aus weiten Entfernungen, bestätigt uns, dass dieser Weg richtig ist.

Die vor Ihnen liegende Neuauflage wurde komplett überarbeitet, aktualisiert und in wesentlichen Punkten ergänzt und erweitert, neue Themenbereiche wurden aufgenommen, und zahlreiche interessante Praxisfälle ausführlich beschrieben. Dieses Buch ist daher mehr denn je ein Buch aus der Praxis für die Praxis.

Einleitung

Unsere heutige Medizin steht zweifellos vor einer Fülle von Problemen. Sie leistet Hervorragendes in den Bereichen Notfallmedizin und Chirurgie. Gleichzeitig bestehen aber unübersehbar große Probleme bei der Behandlung von funktionellen Störungen und chronischen Erkrankungen. Die überwiegende Zahl der alltäglichen Erkrankungen kommt aber erfahrungsgemäß genau aus diesen beiden Bereichen.

Weitere Probleme sind die Ausrichtung auf zahlreiche Fachgebiete und die mehr oder weniger ausschließliche Behandlung von Symptomen. Den Patienten als Ganzes mit all seinen Problemen und seiner ganzen Krankheitsgeschichte hat man dabei leider völlig aus den Augen verloren. In der Praxis sieht das dann so aus, dass die Patienten oft jahre- und jahrzehntelang von einem Facharzt zum anderen weiter gereicht werden. Jeder verschreibt irgendwelche Medikamente. Keiner fragt danach, was bisher schon alles eingenommen wird. Die Symptome verschwinden (vielleicht) an der einen Stelle. Dafür tauchen irgendwo im Körper andere auf, für die dann aber wieder ein anderer Facharzt zuständig ist. Die Patienten sind mehr und mehr unzufrieden. Eines Tages kommen sie dann - oft nach einem langen Irrweg - mehr oder weniger verzweifelt in eine Naturheilpraxis. Die Frage nach den eingenommenen Medikamenten ergibt ein Sammelsurium von Mitteln, die sich neutralisieren, gegenseitig ausschließen oder verstärken, von den unvorhersehbaren Nebenwirkungen gar nicht zu reden. Für die Ursache der ursprünglichen Erkrankung, von der irgendwann alles ausgegangen ist, interessiert sich schon lange niemand mehr. Im Gegenteil, man stempelt diese unglücklichen Menschen irgendwann zu psychisch Gestörten.

So werden keine Probleme gelöst, sondern nur immer neue provoziert. Jede Unterdrückung eines Symptoms verursacht früher oder später zwangsläufig ein neues Symptom. Der Körper will ja letzten Endes mit dem Symptom zum Ausdruck bringen, dass er ein Problem hat, das er aus eigener Kraft nicht mehr lösen kann. Dieses Symptom dann einfach zu unterdrücken, kann eigentlich nur falsch sein. Diese Art der Behandlung ist der konsequente Weg von akuten Störungen hin zu chronischen Erkrankungen. Es beginnt mit dem Impfen, später folgen zahllose, meist nicht sachgerechte Antibiotika-Behandlungen, Fieberzäpfchen bei geringen Temperaturerhöhungen, Cortison und andere harte Chemie, Zahnfüllungen mit Amalgam. Die medizinische Literatur kennt Beispiele von Patienten, bei denen diese Art der Falschbehandlung dazu führte, dass aus ursprünglich kleinen Störungen in frühester Jugend im Laufe der Jahre immer größere Probleme entstanden und die Patienten dann irgendwann als gesundheitliches Wrack im Rollstuhl endeten.

In dieser Situation ist die SANUM-Therapie nach Prof. Enderlein die Lösung der Stunde. Jeder, der in der Praxis tagtäglich erlebt, wie sich unterschiedlichste Erkrankungen, die schon 10 oder 20 Jahre lang bestanden haben, mit dieser Art der Therapie oft überraschend schnell und erfolgreich behandeln lassen, wird mir zustimmen. Leider wurde im Laufe der Jahre die ursprüngliche Idee von Prof. Günther Enderlein in der Praxis durch die Therapeuten oft durch zahlreiche eigene Mittel und Verfahren so ergänzt und verändert, dass wenig von der ursprünglichen, sehr einfachen Praxisanwendung übrig geblieben ist. Für den Anfänger und den Therapeuten, der wenig Erfahrung mit dieser Therapie hat, wird das Ganze damit kompliziert und unüberschaubar. Es ist aber hier wie so oft im Leben:

Alles wirklich Gute ist immer ganz einfach!

Ziel dieses Buches ist es daher, allen Therapeuten, die sich bisher entweder noch gar nicht, erst seit kurzer Zeit oder bisher nur am Rande mit der SANUM-Therapie nach Prof. Enderlein beschäftigt haben, ein klares, einfaches, praxisorientiertes Konzept für die tägliche Arbeit an die Hand zu geben. Damit wird es nach meinen Erfahrungen jedem möglich sein, nach ganz kurzer Zeit mit ganz wenigen Mitteln sehr erfolgreich zu arbeiten. Sie werden sehr schnell feststellen, dass die SANUM-Therapie eine relativ unspezifische und daher einfach anzuwendende Therapie bei sehr vielen Krankheiten und Patienten sein kann.

Die SANUM-Therapie ist keine "Allerweltstherapie" wie zahlreiche andere, mit zahllosen angewandten und substituierten Präparaten, Vitaminen, Mineralien und Spurenelementen. Jeden Tag erleben wir neue Wundermittel, die alles versprechen, was so einfach nicht möglich sein kann und darf. Die Philosophie Enderleins war eine ganz andere. Enderlein sprach oft und gerne von der sogenannten „Vollgesundheit". Und was tun wir? Wir behandeln munter - Heilpraktiker wie Schulmediziner - jedes einzelne Symptom, das der Patient uns bietet. Wir arbeiten gegen von uns selbst definierte Krankheitserreger aller Art und maßen uns an, zu beurteilen, was die Natur richtigerweise zu tun hätte. Wir wissen nichts oder nur sehr wenig über den Patienten, seine Lebensaufgabe, seine Lebensumstände, seine Motivation, seine tatsächlichen Probleme. Wer sagt uns, dass nicht der oder jener vermeintliche „Krankheitserreger" eine durchaus sinnvolle Aufgabe für den Patienten zu erfüllen hat?

Im Sinne von Enderlein kann es überhaupt nur einen Weg zur Gesundheit geben: Schaffung eines gesunden Milieus aus Lebensumständen, Ernährung, Umfeld und Lebensweise. Der heute so groß angelegte Kampf gegen zahllose Erreger kann eigentlich immer nur falsch sein und nie gewonnen werden, was die tägliche Praxis ja auch mehr und mehr bestätigt. Beispiel: Helicobacter-Patienten nach schulmedizinischer Behandlung. Der vermeintliche Krankheitserreger ist kurzzeitig weg, die Beschwerden dagegen leider oder logischerweise nicht. Und nach einiger Zeit ist alles wieder wie es war.

Ziel einer jeden Therapie müsste es vielmehr sein, das Milieu so zu verändern, dass der Mensch in weitgehender Harmonie mit sich selbst und seiner Umwelt leben kann. Damit werden sich ganz von alleine auch alle sogenannten „Krankheitserreger" verabschieden. Das Ergebnis wäre eine nahezu perfekte Symbiose mit einer Vielzahl von Mikroorganismen, ohne die unser Leben überhaupt nicht möglich wäre. Krank ist in diesem Sinne nicht der Körper. Der zeigt nur das Ergebnis zahlloser Fehler über viele Jahre. Er ist gewissermaßen das Opfer. Krank ist der ganze Mensch oder noch besser: Krank ist unsere Zeit!

Die Ernährung ist und bleibt der zentrale Milieufaktor. Daher ist dieser Punkt zu Beginn jeder Therapie abzuklären. Eine Umstellung der Ernährung ist andererseits für viele Patienten oft nur mit Schwierigkeiten realisierbar. (→ Ernährung)

Der zweite, oft wichtigste, leider aber auch schwierigste Faktor in jeder Therapie, ist die psychische Situation des Patienten, da der Körper oft nur das an Symptomen präsentiert, was die Psyche nicht lösen und bewältigen kann. Es würde zu weit führen, hier an dieser Stelle darauf näher einzugehen.

Es wird aber oft von ausschlaggebender und grundsätzlicher Bedeutung für den Therapieverlauf sein, zu erforschen, was der Patient wirklich will und braucht. Nur das kann das Ziel Ihrer Therapie sein und nicht etwa das, was Sie als Therapeut für erforderlich halten. Manch einer will und kann nicht gesund werden, weil er so in sein Krankheitsdrama verstrickt ist, dass er sein Leben nur auf diese Weise überhaupt bewältigen kann. Ihn oder sie "heilen" zu wollen, wäre ein folgenschwerer Fehler!

Das mit dem "Heilen" ist überhaupt so eine Sache. Ich halte es für eine grenzenlose Anmaßung, sich als Heiler aufspielen zu wollen, was viele aber leider tagtäglich tun. Ich meine, wir sollten uns da lieber mit Bescheidenheit im Hintergrund halten. Das Therapieziel kann immer nur sein, dem Patienten Wege zu zeigen, sein gesamtes Milieu so weit wie möglich zu normalisieren, die Regulationsfähigkeit des Körpers zu verbessern, das Immunsystem zu stärken und die Ausscheidungswege zu aktivieren. Damit gewinnt der Organismus sein eigentliches Selbstheilungspotential zurück. Der Patient fühlt sich wieder fit, energiegeladen und hat neue Freude am Leben.

Das und nur das können wir leisten, und auch nur dann, wenn der Patient bereit ist, den dazu erforderlichen Weg selbst zu gehen. Wir sollten daher grundsätzlich auch nie versuchen, dem Patienten oder seinem Körper die Arbeit abzunehmen, z.B. durch irgendwelche Mittel, sondern vielmehr immer anstreben, dem Organismus dabei zu helfen, die Arbeit wieder selbst in der von der Natur vorgesehenen Weise durchführen zu können.

Sie werden an der SANUM-Therapie nach Prof. Enderlein sehr viel Freude haben, wenn Sie einige grundsätzliche Regeln beherzigen. Sie haben vor allem ein Instrument in der Hand, mit dem Sie völlig unkompliziert und relativ unspezifisch bei einer großen Bandbreite von Erkrankungen mit ganz wenigen Mitteln, die sich von Fall zu Fall kaum unterscheiden werden, gute, manchmal sogar unerwartete Erfolge haben werden. Darüber hinaus ist die SANUM-Therapie aber auch sehr erfolgversprechend bei der Behandlung spezifischer Erkrankungen, wobei grundsätzlich aber immer zuerst das Milieu saniert werden sollte. Sehr oft verschwinden die Beschwerden schon in dieser Phase der Therapie.

Es geht mir mit diesem Buch nicht darum, "Kochrezepte" für die unterschiedlichsten Erkrankungen zu vermitteln (z.B. 3 Tröpfchen morgens und 3 Tröpfchen abends usw.). Es geht mir viel mehr darum, Verständnis zu wecken für eine bestimmte Vorgehensweise, für die ich schon immer eingestanden und von der ich heute mehr denn je überzeugt bin:

Milieutherapie - Reiztherapie - Regulationstherapie

Genau so und genau in dieser Reihenfolge. Es bringt überhaupt nichts, bei einem gestörten Milieu und blockierter Regulation, das oder jenes Mittel einzusetzen. Der Körper kann und wird darauf nicht reagieren.

Professor Dr. Günther Enderlein und seine Forschung

Prof. Enderlein wurde 1872 in Leipzig geboren. Er studierte Naturwissenschaften, Biologie und Zoologie. Danach war er zuerst am zoologischen Museum in Berlin tätig. Später war er Herstellungsleiter der damals schon existierenden Firma SANUM. Daneben gründete er sein eigenes mikrobiologisches Institut, in dem er neuartige Präparate aus Schimmelpilzen entwickelte. Enderlein starb 1968 in Hamburg, 96 Jahre alt, körperlich geschwächt, aber geistig völlig gesund.

Mit seinen hauptsächlichen Forschungen begann Enderlein 1914, also im ersten Jahr nach Ausbruch des Ersten Weltkriegs. Er meldete sich freiwillig für das Militär als Bakteriologe, da sich kein anderer gefunden hatte, und wurde im Dienstgrad eines Stabsarztes eingestellt. Er bekam ein eigenes Labor und installierte mit seinem Gehalt zusätzlich ein Labor in seinem Privathaus in Stettin. Damit hatte Enderlein die Möglichkeit und die Mittel, seine Forschung endlich in der Intensität zu betreiben, wie er es wollte. Und er nutzte diese Möglichkeit, fuhr mit dem Fahrrad zwischen beiden Labors hin und her und arbeitete bis spät in die Nacht hinein an seiner Forschung.

Bevor wir auf die eigentliche Forschung Enderleins eingehen, hier ein kurzer historischer Rückblick:

Schon ca. 100 Jahre vor Enderlein hatte ein französischer Chemiker, Biologe und Professor der Pharmazie, *Béchamp*, behauptet:

- dass alle tierischen und pflanzlichen Zellen kleinste Körnchen enthielten, die nach dem Absterben des Organismus selbst nicht zugrunde gingen und aus denen andere Mikroorganismen entstehen könnten;

- dass diese ewig und unzerstörbar seien und den Übergang zwischen nicht lebender und lebender Materie bildeten.

Béchamp nannte diese Mikroorganismen „*Mikrozymas*“. Schon Béchamp behauptete, dass diese Mikrozymas sich in Bakterien mit Fäulnis erregenden und gärenden Eigenschaften verwandeln könnten. So hätten seiner Meinung nach die Krankheiten ihren Ursprung im Innern des Körpers.

Damit war der Pleomorphismus entdeckt, und die eigentliche Grundlage für weitere Forschungen geschaffen, wenn nicht zu etwa gleicher Zeit der französische Mikrobiologe *Louis Pasteur* gewesen wäre. Pasteur behauptete:

- dass alle Mikroben - ganz gleich welcher Art und Gattung - unveränderlich seien,
- dass jede Art nur eine spezifische Krankheit erzeugen könne,
- dass Bakterien und Pilze niemals durch Urzeugung entständen,

und vor allem,

- dass Blut und Gewebe im gesunden Zustand steril seien! Die Krankheiten haben somit nach Pasteur ihren Ursprung außerhalb des Körpers, durch Erreger, die in den Körper eindringen. Das ist bekanntlich bis zum heutigen Tag die Betrachtungsweise der Schulmedizin geblieben.

Ein weiterer Forscher, *Bernard* (1813 – 1878), korrigierte damals schon die Diskussion der beiden Forscher Béchamp und Pasteur und meinte:

**„Meine Herren, die Mikrobe ist nichts,
der Nährboden oder - wie wir heute sagen - das Terrain (Milieu) ist alles."**

Angeblich hat Pasteur auf seinem Sterbebett gesagt: „Bernard hat recht, die Mikrobe ist nichts, der Nährboden ist alles!"

Im Todesjahr von Béchamp war Enderlein 36 Jahre alt. Er setzte die Forschung von Béchamp fort, und machte genau da weiter, wo dieser aufgehört hatte.1916 erfolgte die maßgebliche Entdeckung Enderleins. Während einer Arbeit über Fleckfieber beobachtete er Blut im Dunkelfeld-Mikroskop und entdeckte bewegliche Kleinstlebewesen, die mit höher organisierten Bakterien eine Verbindung eingingen. Dieses Kopulationsprodukt wurde blitzschnell unsichtbar. Enderlein vermutete hier Vorgänge, bei denen nicht wie normalerweise höhere Formen, sondern niedrigere Formen entstanden seien, die nur noch im Dunkelfeldmikroskop, nicht dagegen im Lichtmikroskop sichtbar waren. Diese stark begeißelten, stark beweglichen Elemente nannte Enderlein „*Spermite*".

Gleichzeitig hatte Enderlein auch schon erkannt, dass im Blut von Säugetieren immer ein Symbiont pflanzlicher Herkunft anzutreffen war. Dieser Organismus trat in verschiedenen Formen auf. Alles Leben entsprach so nach Enderlein einer gigantischen Ursymbiose und demnach waren alle Krankheiten – seiner Meinung nach – eine Störung dieser Ursymbiose.

Enderlein schrieb und publizierte in seinem langen Leben über 500 Arbeiten, die meisten über Pleomorphismus und Symbiose. Er verbrachte viele Jahre mit der exakten Forschung, lebendes Blut in einem Dunkelfeld-Mikroskop zu untersuchen. Sein Hauptwerk ist die 1925 erschienene „Bakterien-Cyclogenie". In diesem Werk zeigt Enderlein, dass im Kampf ums Überleben alle Lebenseinheiten nach dem Gleichgewicht der Arten untereinander streben und dass ihr Ziel keineswegs die Verdrängung anderer Arten durch Töten oder Fressen ist.

Das wesentliche Werk für den Praktiker ist die ab 1955 erschienene Reihe AKMON I-III. Ich stehe auf dem Standpunkt, dass jeder Praktiker, der beabsichtigt, sich mit SANUM-Therapie und Dunkelfeldmikroskopie zu beschäftigen, die drei AKMON-Bücher von Enderlein gelesen haben sollte. Wer sich intensiver über Enderlein informieren möchte, dem empfehle ich das außergewöhnliche Buch "Leben und Werk von Prof. Dr. phil. Günther Enderlein" von Elke Krämer (Reichl Verlag, St. Goar).

Im AKMON hat Enderlein auch große Teile seiner Forschung über den Ursymbionten Mucor racemosus Fresen, oder wie er ihn nannte, den Endobionten, beschrieben (griechisch: „endon" = innen, „bios" = Leben). Zum Zweck der Erforschung dieses Endobionten hat Enderlein diesen Schimmelpilz über Jahrzehnte weitergezüchtet.

Mit diesem *Ursymbionten*, dem *Endobionten*, leben nach Enderlein alle Säugetiere (Warmblüter) seit Millionen von Jahren in Symbiose, der sogenannten *Ursymbiose*.

Zusammengefasst hier wichtige Forschungsergebnisse Prof. Enderleins:

- Nicht die Zelle ist die kleinste lebende Einheit, sondern das Kolloid. Kolloide sind Teilchen mit einer Größe unter 0,2 µm.
- Alle Bakterien besitzen einen Kern oder ein Kernäquivalent. Enderlein nannte das „*Mych*".
- Bakterien können sich geschlechtlich und ungeschlechtlich vermehren.

  (Diese Forschung Enderleins wurde 40 Jahre später durch amerikanische Forscher bestätigt, die dafür den Nobelpreis erhielten, ohne dass dabei die Priorität Enderleins auch nur erwähnt wurde.)
- Wissenschaftlicher Nachweis des *Pleomorphismus* der Mikroben.
- Nachweis, dass es kein steriles, keimfreies Blut gibt. Enderlein sagte, im Serum aller Menschen und aller Warmblüter leben Mikroorganismen, die er *Endobionten* nannte.

Interessant ist, dass schon Enderlein erforscht hat, dass sich dieser Endobiont durch Maßnahmen unserer Zivilisation (Kunstdünger, Konservierungsmittel und Farbstoffe in der Nahrung, Luftverschmutzung usw.), besonders aber bei reichlicher Zufuhr von tierischem Eiweiß in der Nahrung, aufwärts entwickelt und damit pathogen wird. Nach Enderlein sind diese Ursachen das Grundübel der Menschheit. Er vergleicht das im AKMON mit der Büchse der Pandora in der griechischen Mythologie.

Interessanterweise stand für Enderlein schon vor rund 45 Jahren die falsche Ernährungsweise mit ihrem zu hohen Gehalt an tierischem Eiweiß (Fleisch, Fisch, Eier) und Zucker an erster Stelle. (Viele Enderlein - Therapeuten werden das gar nicht gerne hören!) Er meinte, der Endobiont würde damit geradezu gemästet. Milcheiweiß könnte dagegen problemlos verstoffwechselt werden. Er hielt daher eine lactovegetabile Kost für optimal. Enderlein war nicht nur strikter Vegetarier, sondern auch Rohköstler. Was würde er wohl zu unserer heutigen Ernährung sagen?

Ich persönlich halte Fisch für wesentlich günstiger als Fleisch und Eier, da Fische Kaltblüter und daher nicht endobiontisch belastet sind. Ich bin außerdem im Gegensatz zu Enderlein und vielen anderen Ernährungsforschern der Meinung, dass Kuhmilch und daraus hergestellte Milchprodukte oft ein großes Problem in der Therapie darstellen können. (→ Blutgruppen-Diät)

Krankheit bedeutet nach Enderlein immer eine Störung der Symbiose. Im Dunkelfeld ist das erkennbar am Fehlen bestimmter Wuchsformen des Endobionten.

Zitate von Prof. Enderlein:

"Krankheit ist eine Aufwärtsentwicklung des Endobionten zu höhervalenten, parasitären Wuchsformen mit eigenem Stoffwechsel, die den Wirts-Stoffwechsel vergiften."

"Krebs ist ein durch einen parasitären Pilz und seine Entwicklungsformen aufgedrängter Gärungs- und Verwesungszustand."

Enderlein war generell der Meinung, die Frage nach der Gesundheit, bzw. den Lebensvorgängen im menschlichen Körper könne niemals durch die Medizin, sondern nur durch die Biologie gelöst werden:

"Die Medizin weiß bekanntlich eine ganze Menge über Krankheiten; sie weiß aber nichts über das Leben!"

Zusammenfassung:

Hier noch einmal kurz und knapp die Forschungen des Prof. Enderleins:

- Alle chronischen Krankheiten werden durch eine Mikrobe, den sogenannten Endobionten verursacht, der seit Millionen von Jahren mit dem Menschen und allen Warmblütern in Symbiose lebt, der sogenannten „*Ursymbiose*".

  Interessant ist in diesem Zusammenhang, dass der Ursymbiont, der Endobiont, pflanzlichen Ursprungs ist. Die Ursymbiose ist demnach die Symbiose des pflanzlichen Endobionten mit der menschlichen oder tierischen Zelle. Der Endobiont bildet nach Enderlein u.a. auch die Mitochondrien und andere Zellorganellen.

- Jede Krankheit ist mit einer pathologischen Veränderung bzw. Aufwärtsentwicklung des Endobionten verbunden.

- Die Ursymbionten oder Endobionten nach Enderlein sind die beiden Schimmelpilze:

  Mucor racemosus Fresen und

  Aspergillus niger van Tieghem

- Der Begriff Cyclode bezeichnet alle apathogenen und pathogenen Wuchsformen oder Entwicklungsstadien des Endobionten.

  Die wichtigsten Stadien der Cyclode des Mucor racemosus sind:

  → **Kolloid / Protit** (0,02 µm) oder **Spermit** = apathogen

  → **Chondrid** = apathogen

  → **Fibrin** = höchste apathogene Stufe

  → **Bakterium** (Leptotrichia buccalis Robin 1879) = pathogen

  → **Pilz** (Mucor racemosus) = Kulminante = pathogen

  → **Tod des Wirtsorganismus**

  → Rückentwicklung des Endobionten in seine ursprüngliche Primitivphase

  In der Cyclode des Aspergillus niger heißt die Bakterienphase Mycobacterium tuberculosis Koch 1882.

- Die niederen Valenzen (Primitivphasen) des Endobionten (Protit, Spermit, Chondrit, Fibrin) gelten als apathogen und sind als Symbionten lebensnotwendig. Sie unterstützen Stoffwechsel und Körperabwehr.

- Der Begriff Cyclogenie bezeichnet den Entwicklungskreislauf, also die Auf- und Abwärtsentwicklung des Endobionten innerhalb seiner Cyclode:

  Protit (Kolloid) ► Bakterie ► Pilz ► Protit

  Die Entwicklung erfolgt sprunghaft durch Milieuveränderungen, z.B. Änderungen des pH- Werts, häufig aber auch durch schulmedizinische Medikamente, z.B. die weitverbreitete Acetylsalicylsäure (ASS).

- Unter gewissen Umständen oder Milieufaktoren beendet der Endobiont die Ursymbiose, wird zum Parasiten und damit pathologisch. Grund dafür sind in der Hauptsache tierisches Eiweiß in der Ernährung, Medikamente, Umweltfaktoren und psychische Gründe. Die Ernährung ist in jedem Fall der wichtigste Faktor zur Änderung des Milieus. Tierisches Eiweiß mästet den Endobionten, die Einschränkung begünstigt die Rückentwicklung in apathogene Primitivphasen!

- Wenn für den Endobionten keine Chance der Weiterentwicklung besteht (pH-Wert/ Milieu), kann er Trockeneiweißformen zur Überdauerung bis 310 °C entwickeln, die die Ursache für Sklerosen wie z.B. Steinbildung im Körper bilden können.

- Unter dem Begriff Endobiose verstehen wir nach Enderlein:

  - eine zahlenmäßige Vermehrung und Aufwärtsentwicklung des Endobionten zu pathogenen Wuchsformen und
  - einen Befall der Körperzellen und des Blutes durch diese pathogenen Wuchsformen des Endobionten.

  Die Folgen für den Organismus sind:

  - Überproduktion von Milchsäure
  - erhöhte Viskosität des Blutes
  - Stauungen und Durchblutungsstörungen

- Durch Gabe von niedervalenten, apathogenen Wuchsformen aus der Cyclode des Endobionten (SANUM-Mittel) und Änderung des Milieus, in erster Linie des pH-Werts, kann man die höher entwickelten, pathogenen Wuchsformen der Mikrobe veranlassen, sich wieder in eine nicht mehr krankmachende Form zurück zu entwickeln. Die niedervalenten Formen vereinigen sich mit den höhervalenten. Damit wird das Symbiosegleichgewicht wieder hergestellt. Die dazu verwendeten Mittel werden daher auch Regulatoren genannt.

  Damit wird eine echte Heilung erreicht!

  Wichtig ist auch hier als Basis für unsere Therapie, dass jede Wuchsform des Endbionten ein ganz bestimmtes Milieu benötigt. Das Milieu kann durch uns durch Veränderung der Ernährung und Gabe von dazu geeigneten SANUM-Mitteln beeinflusst werden. Dazu mehr im praktischen Teil. (→ Milieuvorbereitung)

- Der Abbau höherwertiger Valenzen kann mit der Bildung von Toxinen verbunden sein. Diesen Vorgang bezeichnen wir als Heilreaktion oder Erstverschlimmerung. Wichtig ist in diesem Zusammenhang auch das Thema Ausleitung (→ Ausleitung). Wenn die gebildeten Toxine nicht richtig ausgeleitet werden, können dadurch neue endobiontische Belastungen entstehen.

Die SANUM-Therapie nach Prof. Enderlein in der Praxis

Ich arbeite nun seit annähernd 25 Jahren mit der SANUM-Therapie. In den ersten Jahren habe ich zahlreiche Seminare bei mehr oder weniger allen renommierten SANUM -Therapeuten in Deutschland besucht. Trotz allem war ich aber auch nach einigen Jahren immer noch nicht in der Lage, sinnvoll und erfolgreich mit dieser Therapieform zu arbeiten. Möglich wurde das für mich erst nach einem Seminar bei dem Allgäuer Arzt Dr. Karsch. Dieser konnte mir zum ersten Mal vermitteln, wie ein erfolgreiches Gesamtkonzept der SANUM-Therapie in der Praxis aussehen sollte. Seit diesem Zeitpunkt weiß ich, was ich zu tun habe. Seither arbeite ich mit großem Erfolg mit der SANUM-Therapie, und seither bin ich auch in der Lage, die SANUM-Therapie in der Praxis, in Vorträgen und in Seminaren so weiterzugeben, dass die Zuhörer es verstehen können.

Viele Therapeuten versuchen mit der SANUM-Therapie, bzw. den entsprechenden SANUM-Mitteln genau so zu verfahren, wie sie das üblicherweise sonst auch tun. In der Praxis heißt das: Der Patient kommt mit irgendeinem Problem und bekommt irgendein Mittel. Das ist alles andere als SANUM-Therapie und ich lehne das für meinen Teil grundsätzlich ab. Es gibt natürlich Ausnahmen, wenn z.B. jemand mit einem akuten Hexenschuss oder anderen akuten Problemen zu mir kommt. In diesen Situationen versuche ich logischerweise, dem Patienten so schnell wie möglich zu helfen. Ich weise ihn aber gleichzeitig auch darauf hin, dass das nur eine Sofortmaßnahme zur Schmerzlinderung und Herstellung der Beweglichkeit ist, dass es aber keine eigentliche Lösung der gesundheitlichen Probleme darstellt. Der Patient hat dann zwei Möglichkeiten: Entweder - und das geschieht leider recht oft - begnügt er sich mit dem schnellen Erfolg, oder aber er ist bereit, anschließend eine entsprechende Therapie zur dauerhaften Veränderung der Problematik durchzuführen.

Die SANUM-Therapie wird auch als Isopathie oder Isotherapie bezeichnet. Der Unterschied zu anderen sonst in der Praxis angewandten Therapieformen ist:

Allopathie, d.h. Schulmedizin, heißt heilen mit Anderem
Homöopathie heißt heilen mit Ähnlichem
Isopathie oder **Isotherapie** heißt heilen mit Gleichem

Isopathie bedeutet Herstellung des Symbiosegleichgewichts durch Abbau höherentwickelter, pathogener Wuchsformen des Endobionten in apathogene Primitivphasen durch Gabe von Primtiv- oder niedervalenten Phasen, sogenannten Regulatoren. Das Erreichen dieses Ziels bedeutet demnach echte Heilung !

Die SANUM - Therapie (Isopathie) im Rahmen eines Gesamtkonzepts besteht für mich aus fünf Schritten:

1. **Milieusanierung**
2. **Reiztherapie (Bakterien-Mittel)**
3. **Einsatz von Regulatoren (Pilzmittel)**
4. **Ausleitung**
5. **Ergänzende Methoden oder Mittel**

Zu den ersten vier Punkten gibt es entsprechende SANUM - Mittel und andere sinnvolle Methoden, wie z.B. Ernährungsumstellung oder Darmsanierung. Zu Punkt 5 gibt es bestimmte Präparate von anderen Herstellern, auf die ich im Rahmen meiner Therapiepläne zurückkommen werde, wie z.B. Mittel von Heel. Diese sind hervorragend zur Ergänzung der SANUM - Therapie geeignet.

Wenn Sie nicht nach einem ganzheitlichen Therapiekonzept verfahren, d.h., wenn Sie die SANUM - Mittel willkürlich einsetzen, ohne Reiztherapie, ohne Milieuvorbereitung und ohne Überprüfung der Gesamtsituation des Patienten, riskieren Sie, dass Sie relativ viele Mittel über einen längeren Zeitraum benötigen. Sie werden für den Patienten hohe Kosten verursachen, und auch kaum die Erfolge haben, die tatsächlich möglich wären. Um mir und dem Patienten das zu ersparen, arbeite ich grundsätzlich nur nach einem Gesamtkonzept, also mit Milieuvorbereitung und Reiztherapie, außer in den geschilderten akuten Fällen.

Ich halte es für unverzichtbar, die im Rahmen der SANUM - Therapie benötigten Mittel zu testen. Dazu verwende ich seit meinem ersten Praxistag einen Biotensor (kugelgelagerte Einhandrute der Firma Rayonex). Ich gebe dem Patienten das Mittel in die Hand und bekomme über die Resonanz, bzw. den Ausschlag der Rute, eine Information, ob das Mittel angezeigt ist oder nicht. Ich teste generell jedes Mittel, welches ich einsetze oder injiziere einzeln und anschließend alle Mittel der Therapie insgesamt. So sehe ich auch, ob die Mittel zusammenpassen, und ob sie für den Patienten verträglich sind. Es gibt natürlich noch andere Testverfahren, wie z.B. Kinesiologie, Pulstestung u.v.m.

Die Milieusanierung

Für mich persönlich gilt uneingeschränkt das, was Bernard gesagt und Enderlein in vollem Umfang bestätigt hat:

Das Milieu ist alles, die Mikrobe ist nichts.

Die wesentliche Forschung zum Thema "Milieu" stammt von dem österreichischen Arzt Dr. med. Alfred Pischinger. Dazu das folgende Zitat aus: Das System der Grundregulation, 8. Auflage, Haug-Verlag in MVS Medizinverlage Stuttgart GmbH & Co. KG, 1990 (→ Literatur):

"Heute definiert sich das System der Grundregulation nach Pischinger als Funktionseinheit der Gefäßendstrombahn, der Bindegewebszellen und der vegetativ-nervalen Endformation. Das gemeinsame Wirk- und Informationsfeld dieser Trias ist die extrazelluläre Flüssigkeit. Angeschlossen sind die Lymphgefäße und Lymphorgane. Es ist das größte den Organismus ganzheitlich durchziehende System. Es sorgt für die Ernährung der Zellen (innerer Kreislauf) und für deren Entsorgung. Es reguliert also das "Zelle-Milieu-System" und ist gleichzeitig Gegenstand aller Entzündungs- und Abwehrvorgänge. Damit ist es zuständig für alle Lebensgrundfunktionen. Alle Organzellen sind existenziell von der intakten Funktion des Systems abhängig. Organerkrankungen entstehen durch Dysfunktionen dieses Systems."

Zu ergänzen wäre hier noch, dass die Darmbakterienflora die Institution im menschlichen Körper ist, die das Milieu entscheidend mit reguliert.

Um das Ziel unserer Therapie zu erreichen, müssen wir daher unser Hauptaugenmerk zuerst einmal der Sanierung des Milieus zuwenden, was leider allzu oft vergessen und unterlassen wird. Die entscheidenden Möglichkeiten zu diesem Zweck sind:

1. Ernährungsumstellung (→ Ernährung)
2. Sanierung des Darmmilieus (→ Darmsanierung)
3. SANUM-Therapie

Ich werde im Rahmen dieses Buches immer wieder versuchen, zu erläutern, was ich unter einer komplexen SANUM-Therapie verstehe. Dazu gehören auch einige Dinge, die vielleicht auf den ersten Blick nichts damit zu tun haben, die auf der anderen Seite aber unter Umständen für Ergebnis und Erfolg der Therapie ausschlaggebend sein können.

Mit jedem neuen Patienten, der zu mir in die Praxis kommt, führe ich grundsätzlich vor jeglicher Anamnese eine Dunkelfeld-Vitalblutanalyse durch. (→ Dunkelfeld-Mikroskopie) Mit dieser Untersuchung, den Zusatzinformationen durch den Patienten und der Inspektion seines körperlichen Zustandes bekomme ich eine gute Information über das vorhandene Milieu. Falls das Milieu nicht den Erfordernissen der Therapie entspricht, gibt es im Rahmen der SANUM-Therapie Möglichkeiten der Verbesserung durch geeignete Maßnahmen.

Die verfügbaren SANUM-Mittel zur Sanierung des Milieus sind im Wesentlichen:

ALKALA N, **SANUVIS**, **CITROKEHL** und **FORMASAN**

Das wichtigste Mittel ist hier für mich ALKALA N. Ich beginne kaum eine SANUM-Therapie, ohne nicht vorher mindestens zwei Wochen ALKALA N einzusetzen. Die Mittel SANUVIS und CITROKEHL verwende ich nur bei lokalen Prozessen zur lokalen Aktivierung. Darauf komme ich später noch zu sprechen. Das Mittel FORMASAN verwende ich nur gezielt bei entsprechenden Krankheitsproblemen.

Zusammenfassung

- Überprüfen Sie die Milieu-Situation des Patienten mit Hilfe einer ausführlichen Dunkelfeld-Vitalblutanalyse

- Ohne Dunkelfeld-Mikroskop oder bei entsprechendem Dunkelfeldbefund beginnen Sie jede SANUM-Therapie prinzipiell mit einem Mittel, das eine gewisse Alkalisierung des Patienten bewirkt. Dieses SANUM-Mittel ist im Allgemeinen Alkala N. Sie erreichen so, dass Ihre weiteren Bemühungen ein entsprechend vorbereitetes Terrain vorfinden.

<u>Einnahme ALKALA N:</u>

Veranlassen Sie, dass die Patientin oder der Patient während der ersten zwei Therapiewochen täglich ein Glas heißes Wasser trinkt, in dem ein gestrichener Messlöffel Alkala N aufgelöst wurde, und zwar jeweils ein Drittel des Glases vor jeder Mahlzeit. Weisen Sie bitte darauf hin, dass dieses Glas Alkala N auch dann zu trinken ist, wenn die der Packung beigefügten Indikatorstäbchen vom zweiten Tag an eine blaue Färbung der Urinprobe zeigen!

Weitere Möglichkeiten der Milieuvorbereitung mit SANUM-Präparaten:

SANUVIS (L(+) Milchsäure-Potenzakkord)

wirkt pH-Wert-regulierend und leitet überschüssige, toxische Milchsäure aus

CITROKEHL (Zitronensäure-Potenzakkord)

aktiviert die Zellatmung und ist wichtig für den Calcium-Stoffwechsel

FORMASAN (Ameisensäure-Potenzakkord)

ist wichtig bei harnsauren, rheumatischen und allergischen Prozessen

Die Reiztherapie (Bakterienmittel)

Der zweite Schritt im Verlauf der SANUM - Therapie ist die sogenannte Reiztherapie. Nach meiner Meinung ist auch das ein Schritt, auf den nicht verzichtet werden kann. Wenn ich aber die Behandlung z.B. mit einer Darmsanierung beginne, ist darin die Reiztherapie schon enthalten, und ich brauche im weiteren Therapieverlauf keine spezielle Reiztherapie mehr durchzuführen. Wenn ich im Rahmen längerfristiger Therapien sehe, dass es nicht mehr richtig vorwärts geht, schalte ich durchaus auch immer wieder Reiztherapie-Intervalle dazwischen. Wichtig ist also hier wie auch sonst immer: Nicht in starren Plänen verharren, sondern flexibel bleiben und alle Möglichkeiten nutzen, die zur Verfügung stehen.

Die Reiztherapie mit SANUM-Bakterienpräparaten bewirkt:

- Steigerung der unspezifischen Abwehr (Immunmodulation)
- Absorption der Gifte von Bakterien, auch der des Endobionten
- Verdrängung pathogener Keime
- pH-Wert-Veränderung und Regulierung als Fortsetzung der Milieutherapie

Nach meiner Meinung dient die Reiztherapie in erster Linie dazu, den Körper überhaupt erst einmal in die Lage zu versetzen, sich auf die beabsichtigte Therapie mit Regulatoren, die eigentliche SANUM - Therapie, einzulassen. In der Praxis haben wir es bekanntlich überwiegend oder häufig mit chronischen Erkrankungen zu tun. Oft hat der Körper das Problem aus seiner Sicht irgendwie notdürftig gelöst. Er hat irgendeine Lösung gefunden, mit der er leben kann.

Eine therapeutische Beeinflussung der Krankheit in diesem chronischen Zustand ist unmöglich. Das heißt, wir müssen es irgendwie schaffen, den Körper aus diesem chronischen, notdürftig regulierten Zustand heraus zu holen und die Erkrankung in einen annähernd akuten Zustand zu überführen. Erst dann wird der Körper bereit und in der Lage sein, sich auf irgendeine Therapie einzulassen. Daher ist die Reiztherapie im Rahmen des Gesamtkonzepts SANUM - Therapie unbedingt erforderlich. Ohne diese Reiztherapie sind die meisten Therapieversuche mit SANUM - Mitteln, vor allem bei chronischen Erkrankungen, von vornherein zum Scheitern verurteilt.

Für die Reiztherapie stehen folgende SANUM-Präparate zur Verfügung:

- **UTILIN / UTILIN "H"** (Bacillus subtilis)
- **UTILIN "S"** (Mycobacterium phlei)
- **RECARCIN** (Bacillus firmus)
- **LATENSIN** (Bacillus cereus)
- **BOVISAN** (Mycobacterium bovis)

Diese Mittel wirken als:

- Reizmittel im Sinne der Reiztherapie
- Reizverstärker für andere Reize
- pH-Wert - Regulatoren
- Schleimhautmittel

Hier an dieser Stelle noch ein weiteres Prinzip der SANUM-Therapie:

**Arbeiten Sie so unspezifisch wie möglich
und wechseln Sie im Laufe einer längeren Therapie fortlaufend die Mittel.**

Ich setze daher die genannten Präparate mit Ausnahme von UTILIN "S" in der Regel eigentlich immer zusammen und grundsätzlich abwechselnd entsprechend dem folgenden Reiztherapieplan ein. Jedes Mittel hat aber auch seine spezifische Indikation, und zusätzlich können Sie noch den Typ des Patienten mit berücksichtigen:

UTILIN / UTILIN "H" (Bacillus subtilis)
bei lymphatischem Typ, subakuten u. chron. Entzündungen, Funktionsstörungen von Darm, Leber und Gallenblase, Infektanfälligkeit

UTILIN "S" (Mycobacterium phlei)
bei lymphatischem Typ, allen Atemwegs- und Lungenerkrankungen und als Aktivator bei stagnierenden Infekten aller Art

RECARCIN (Bacillus firmus)
bei subakuten u. chron. Entzündungen, Drüsenstörungen, Infektanfälligkeit

LATENSIN (Bacillus cereus)
bei hämatogenem Typ, Magen-Darm-Problemen, Infektanfälligkeit

BOVISAN (Mycobacterium bovis)
bei tuberkulinischer Konstitution, chron. Entzündungen, rheumatischen Beschwerden, zur Immunmodulation

Diese Reizmittel werden auch Bakterienpräparate genannt, weil sie aus verschiedenen Bakterien hergestellt werden. Alle Bakterienpräparate sind in Form von Ampullen oder Kapseln und in verschiedenen Stärken erhältlich. Sie können so selbst entscheiden, was bei der vorliegenden Erkrankung am günstigsten einzusetzen ist. Manchmal ist es sinnvoll zu injizieren; in anderen Fällen ist die Einnahme von Kapseln zweckmäßig. Für die Durchführung der Reiztherapie sind besondere Richtlinien zu beachten. Ziel ist es, beim Patienten eine körperliche Reaktion auszulösen. Die Reaktion ist für uns das Zeichen, dass der Körper bereit ist für eine entsprechende Therapie.

Über die derzeit verfügbaren SANUM-Reizmittel / Bakterien-Präparate informiert Sie das aktuelle "Repertorium der SANUM-Arzneimittel". In Deutschland nicht mehr zugelassene Mittel erhalten Sie von Ebi-pharm (CH), Holomed (NL), Instituto di Medicina Omeopatica (I), SANUM Polska (PL) oder JIBA (S). (siehe SANUM-Repertorium).

Hier noch kurz eine Klärung des Begriffes Reaktion:

Unter einer Reaktion verstehen wir jede noch so kleine Veränderung im Befinden des Patienten in bezug auf seine Krankheitssymptome.

Im Einzelnen können das sein:

Verstärkung, Verminderung oder gar Verschwinden der vorhandenen Symptome; manchmal auch leichtes Fieber oder leichte Krankheitserscheinungen einer früheren Erkrankung, schwächer als bei der Ersterkrankung, und in der Regel auch kurzfristig wieder abklingend.

Wenn Sie mit Injektionen arbeiten, empfehle ich, unbedingt die folgenden Hinweise zu beachten:

- Beginnen Sie mit der Potenz D6, warten Sie danach 1-2 Tage.

- Falls Sie in dieser Zeit keine Reaktion erreichen sollten, steigern Sie die Potenz des gleichen Mittels auf D4. Danach warten Sie wieder 1-2 Tage.

- Falls Sie damit immer noch keine Reaktion erreichen, wechseln Sie das Mittel, nehmen von dem neuen Mittel gleich die Potenz D4 und warten danach wieder 1-2 Tage.

- Falls auch das nicht funktionieren sollte, besteht eventuell noch die Möglichkeit, die Zahl der Ampullen zu steigern.

Sie können nach eigenem Empfinden die Injektionsintervalle auch auf alle zwei oder drei Tage, oder auf einmal wöchentlich ausdehnen, was üblicherweise vorgeschlagen wird. Ziel der Reiztherapie ist es, eine Reaktion auszulösen, d.h. nach einer erkennbaren Reaktion können Sie sofort zum nächsten Therapieschritt, dem Einsatz von Regulatoren übergehen.

Berücksichtigen Sie in der SANUM - Therapie dabei immer den Gesundheitszustand und das Alter des Patienten sowie die Dauer der Erkrankung. Das heißt, bei lang andauernder Erkrankung, höherem Alter oder schlechtem Gesundheitszustand des Patienten verfahren Sie entsprechend vorsichtiger und lassen dem Patienten die erforderliche Zeit. Bei jüngeren Patienten in stabilem Gesundheitszustand können Sie immer auch intensiver und in kürzeren Intervallen arbeiten.

Die Reiztherapie mit Kapseln wird in ähnlicher Form durchgeführt. Da Kapseln aber weniger stark wirken, halte ich es nicht für erforderlich, mit der Stärke D6 zu arbeiten. Sie können meiner Ansicht nach grundsätzlich mit der Stärke D4 beginnen. Wechseln Sie aber von Anfang an ständig die Mittel. Das heißt, Sie beginnen zum Beispiel mit UTILIN D4. Dann geben Sie RECARCIN D4, dann LATENSIN D4, und dann wieder weiter mit UTILIN D4 usw. Bei Verwendung von Kapseln arbeite ich generell in Intervallen von 2 Tagen. Die Reiztherapie mit Kapseln ist schonender, aber auch weniger intensiv.

Außer Injektionen und Kapseln sind auch noch Tropfen und Zäpfchen verfügbar, die Sie bei Bedarf einsetzen können, z.B. Tropfen bei Kindern und Zäpfchen bei Erkrankungen im Darm- oder Urogenitalbereich.

Falls es Ihnen nicht gelingen sollte, nach dem vorstehenden Reiztherapieplan irgendeine Reaktion beim Patienten auszulösen, forschen Sie bitte nach eventuellen Therapieblockaden (→ Therapieblockaden). Therapieblockaden sind für mich in jeder Therapie ein wichtiges Thema und oft der ausschlaggebende Grund für Therapie-Misserfolge.

Regulatoren (Pilzmittel)

Nach den ersten beiden Schritten, der Milieusanierung oder Milieuvorbereitung und der Reiztherapie, nun die eigentliche SANUM - Therapie mit Pilzpräparaten oder sogenannten Regulatoren. Diese Mittel regulieren Körpervorgänge, wirken selbst aber auch weiter milieuregulierend.

<u>Die wichtigsten isopathischen SANUM - Regulatoren sind für mich:</u>

MUCOKEHL, **NIGERSAN**, **SANKOMBI**, **MUCEDOKEHL**, **NOTAKEHL**, **FORTAKEHL**, **QUENTAKEHL** und **PEFRAKEHL**

<u>Alle diese Mittel haben ihre spezifischen Wirkungen:</u>

1. **MUCOKEHL**

MUCOKEHL wird aus dem Endobionten Mucor racemosus hergestellt. MUCOKEHL ist das Mittel für alles, was mit dem Blut- oder dem Kreislaufsystem zu tun hat.

2. **NIGERSAN**

NIGERSAN wird aus dem Endobionten Aspergillus niger gewonnen. NIGERSAN ist das Mittel bei tuberkulinischer Konstitution, bei Gelenk- und Knochenerkrankungen, Drüsen-, Urogenital- und Hautproblemen und bei Schimmelpilzen im Körper ganz allgemein.

3. **SANKOMBI**

SANKOMBI ist ein Mischpräparat aus MUCOKEHL und NIGERSAN und kann dementsprechend eingesetzt werden.

4. **MUCEDOKEHL**

MUCEDOKEHL, hergestellt aus Mucor mucedo, ist lt. Repertorium das Mittel für alle Störungen, die mit dem Neurovegetativum zusammenhängen. In meiner Praxis ist es eines der Hauptmittel bei allen Arten von Infekten.

5. **NOTAKEHL**

NOTAKEHL wird aus dem Schimmelpilz Penicillium chrysogenum oder notatum hergestellt. NOTAKEHL ist das Mittel bei allen Entzündungen und bei allen bakteriellen Infektionen. NOTAKEHL ist gleichzeitig auch **d a s** Kinderheilmittel.

<u>Hier eine ganz wichtige Anmerkung:</u>
Die Patienten sind oft irritiert, wenn sie auf der Packung "Penicillium" lesen und denken, man würde ihnen Penizillin geben. Weisen Sie bitte darauf hin, dass es sich hier um ein Mittel der SANUM-Therapie handelt und nicht um ein Antibiotikum !

6. **FORTAKEHL**

FORTAKEHL wird aus dem Schimmelpilz Penicillium roquefortii hergestellt. FORTAKEHL ist bei allen Magen- Darmproblemen einzusetzen. Es ist das Hauptmittel für das Darmmilieu und die Darmflora.

7. **QUENTAKEHL**

QUENTAKEHL wird aus dem Schimmelpilz Penicillium glabrum oder frequentans hergestellt. QUENTAKEHL ist das Mittel bei Virusinfektionen und Nervensymptomatik, wie z.B. Ischialgien oder Neuralgien. Ich persönlich setze Quentakehl hauptsächlich bei Erkrankungen mit Nervenbeteiligung ein.

8. **PEFRAKEHL**

PEFRAKEHL wird aus dem Hefepilz Candida parapsilosis hergestellt. PEFRAKEHL ist das Mittel bei allen Arten von Pilzinfektionen der Haut, des Darmes, der Vagina usw.

Therapieprinzipien

Bestehende Superinfektionen sollten grundsätzlich zuerst mit den dafür zur Verfügung stehenden Mitteln wie z.B. NOTAKEHL oder PEFRAKEHL behandelt werden. Erst danach sollten die Mittel MUCOKEHL oder NIGERSAN zur Rückführung des Endobionten in ein apathogenes Stadium eingesetzt werden.

Wir haben es also grundsätzlich mit zwei Therapiemaßnahmen zu tun:

1. Beseitigung der Superinfektionen und
2. Rückführung der Endobionten in ein apathogenes Stadium.

Für die Mittel MUCOKEHL und NIGERSAN gibt es daher zwei verschiedene Einsatzmöglichkeiten:

1. spezifischer Einsatz bei entsprechenden Krankheitsproblemen und
2. generelle Rückführung der endobiontischen Belastung.

Die Charakteristik des Mittels MUCOKEHL

MUCOKEHL ist für mich eines der Hauptmittel in der gesamten SANUM-Therapie.

Krankheitsoberbegriff: Endobiose oder Stauungskrankheiten

Patiententyp: gestauter Typ, meist mit körperlicher Fülle wegen zu viel Eiweiß in der Ernährung, oft kombiniert mit einer Leberbelastung

Typische Erkrankungen:

Mit MUCOKEHL sind alle Erkrankungen erfolgreich zu behandeln, die etwas mit dem Blut- und dem Kreislaufsystem zu tun haben, also: Durchblutungsstörungen, Hypertonie, Anämien, Venenleiden, Krampfadern, Hämorrhoiden; kardiovaskuläre Erkrankungen wie Thrombosen, Embolien, Herzinfarkt, TIA, Apoplexie; alle Wunden, hämorrhagische Diathese, Ulcus cruris und andere.

Das übergeordnete Therapieziel ist: **entstauen**

Die Charakteristik des Mittels NIGERSAN

NIGERSAN ist ein weiteres Hauptmittel in der SANUM-Therapie.

Krankheitsoberbegriff: tuberkulinische Konstitution

Patiententyp: degenerativer Typ, schlank, feingliedrig, empfindsam

Die Erkrankungen der tuberkulinischen Konstitution:

Lungenerkrankungen, Bronchitis, Asthma, Arthrosen, Rheuma, Morbus Bechterew, Knochenerkrankungen, Lymphknotenerkrankungen, Lupus erythematodes, Erkrankungen des Urogenitaltraktes und der Keimdrüsen, Endometriose, chronische Pankreatitis, MS, Hautprobleme, Zysten, Warzen, benigne und maligne Tumore

Das übergeordnete Therapieziel ist: **ausleiten**

Die isopathischen Regulatoren (Pilz-Präparate) sind in folgenden Formen verfügbar:

Präparat	Form	Potenz
MUCOKEHL (Mucor racemosus)	- Ampullen - Tropfen - Tabletten - Kapseln - Zäpfchen - Salbe - Augentropfen	D5, D6, D7 D5 D5 D4 D3 D3 D5
NIGERSAN (Aspergillus niger)	- Ampullen - Tropfen - Tabletten - Kapseln - Zäpfchen	D5, D6, D7 D5 D5 D4 D3
SANKOMBI (Mischung MUCOKEHL + NIGERSAN)	- Tropfen	D5
MUCEDOKEHL (Mucor mucedo)	- Ampullen - Tropfen - Kapseln - Zäpfchen	D5 D5 D4 D3
NOTAKEHL (Penicillium chrysogenum/notatum)	- Ampullen - Tropfen - Tabletten - Kapseln - Zäpfchen - Salbe	D5, D6, D7 D5 D5 D4 D3 D3
FORTAKEHL (Penicillium roquefortii)	- Ampullen - Tropfen - Tabletten - Kapseln - Zäpfchen	D5, D6 D5 D5 D4 D3

QUENTAKEHL (Penicillium glabrum/frequentans)	- Ampullen - Tropfen - Kapseln - Zäpfchen	D5, D6 D5 D4 D3
PEFRAKEHL (Candida parapsilosis)	- Ampullen - Tropfen - Kapseln - Zäpfchen - Salbe	D6 D5 D4 D3 D3
ALBICANSAN (Candida albicans)	- Ampullen - Tropfen - Kapseln - Zäpfchen - Salbe	D5 D5 D4 D3 D3
EXMYKEHL (Mischung Albicansan, Pefrakehl, Fortakehl)	- Zäpfchen D3	

Der Einsatz von SANUVIS und CITROKEHL

Wenn bei einer Injektion eine lokale Wirkung der Mittel Mucokehl und Nigersan gewünscht wird, besteht die Möglichkeit, das mit speziellen Zusatzmitteln zu unterstützen.

Diese Zusatzmittel sind:	**SANUVIS**	bei **MUCOKEHL**
und	**CITROKEHL**	bei **NIGERSAN**
	SANUVIS	ist ein L(+) - Milchsäure-Potenzakkord.
	CITROKEHL	ist ein Zitronensäure-Potenzakkord.

Mit diesen beiden Mitteln kann bei einer Injektion erreicht werden, dass das Milieu im Injektionsbereich für das jeweilige Pilzmittel MUCOKEHL bzw. NIGERSAN so beeinflusst wird, dass eine verstärkte lokale Wirkung eintritt.

Darüber hinaus können die Mittel SANUVIS und CITROKEHL natürlich bei weiteren Indikationen auch in Form von Tropfen oder Tabletten eingesetzt werden.

MUCOKEHL- und NIGERSAN-Ausleitung

Im Rahmen der Behandlung mit MUCOKEHL oder NIGERSAN können gelegentlich Reaktionen durch Ausscheidungs- und Abbauprodukte der Endobionten auftreten. In dieser Situation kann es sinnvoll sein, die entsprechenden Ausleitungsmittel einzusetzen. Das sind: MUCOKEHL- und NIGERSAN-Ausleitung (Atox D6) Beide Mittel sind in Form von Ampullen zur Injektion oder in Tropfenform zur oralen Einnahme oder zum Einreiben erhältlich.

SANUKEHLE oder Haptene

Definition (Roche Lexikon):

"Ein Hapten ist eine niedermolekulare chemische Verbindung, die für die Spezifität eines Antigens verantwortlich bzw. durch ihre Struktur (*Determinante*) zur spezifischen Bindung des Antikörpers befähigt ist, im Gegensatz zum Voll-Antigen aber keine Allergie erzeugt. Das Hapten wird nach Bindung an einen als Carrier bezeichneten Eiweißkörper zum Voll-Antigen."

Die SANUKEHLE sind eine hervorragende Ergänzung der Enderlein- oder SANUM-Therapie. Sie sind das dritte Standbein neben Bakterien- und Pilzpräparaten. Bevor ich die Wirkungsweise der SANUKEHLE genauer beschreibe, sollten wir hier aber kurz die Wirkungsweise der Antibiotika betrachten:

Nach Meinung der Schulmedizin zerstören Antibiotika vorhandene - angeblich krankheitserregende - Bakterien. Nach neuerer Forschung - vor allem von Lida Mattman aus den USA - weiß man aber, dass Antibiotika die meisten Bakterien nicht direkt zerstören, sondern nur deren Zellmembran. Dabei entstehen sogenannte CWD-Bakterien (cell wall deficient = zellwandfrei). Diese sind für die Körperabwehr nicht mehr erkennbar und daher auch nicht mehr angreifbar. Das akute Problem einer bakteriellen Erkrankung wird so durch wiederholte, nicht sachgerechte Antibiotika-Behandlungen, zu einem chronischen Problem (Paradebeispiel: Scharlach bei Kindern, früher nach einer Erkrankung immun, heute fünf oder sechsmal in einem Jahr, und jedes Mal wieder Antibiotika). Alle im Laufe des Lebens durchgemachten, und mit Antibiotika behandelten Infektionen, hinterlassen zellwandfreie Bakterien, die für die Körperabwehr nicht mehr erkennbar sind.

Hier setzt die Wirkung der SANUKEHLE oder Haptene an. Haptene sind in der Lage, zellwandfreie Bakterien aus früheren Infektionserkrankungen zu markieren, und sie damit für die Körperabwehr wieder erkennbar zu machen. Der Unterschied zur SANUM-Therapie im Allgemeinen ist, dass bei SANUKEHLEN gezielt mit einem ganz spezifischen Mittel gegen ganz spezifische Bakterien gearbeitet werden muss. Man muss also die Bakterien genau kennen, die eine Infektion ausgelöst haben, oder diese durch einen Test ermitteln.

Die hauptsächlichen Wirkungen der SANUKEHLE (Haptene):

- gehen Bindungen mit Bakterien aus früheren Infektionen ein
- markieren zellwandfreie Bakterien (CWD = cell wall deficient)
- helfen bei der Antigenbildung
- steigern lymphozytäre Aktivität
- ermöglichen Immunreaktionen
- absorbieren Erreger-Antigene / -Toxine
- verhindern starke Erstverschlimmerungen durch Nosoden (Reaktion mit Antikörpern aus früheren Antigenkontakten)

SANUKEHLE sind therapeutisch sinnvoll einzusetzen:

- nach allen **Antibiotika-Behandlungen**
- bei allen **chronischen Krankheiten**
- bei **Therapie-Blockaden**, z.B. durch Cortison (Sanukehl Pseu u.a.)
- nach **Candida-Infektionen** (→ Darmsanierung / Colon-Hydro-Therapie)
- bei allen **Schwermetallbelastungen**
- bei allen **Neoplasmen** (Krebs)

Wenn Sie detaillierte Informationen zu diesem Thema wünschen, lesen Sie bitte den umfassenden Artikel von Dr. Dr. P. Schneider von der Firma SANUM. (→ Literatur)

Im Verlaufe einer längeren Therapie ist es oft so, dass man nach einer gewissen Zeit den Eindruck hat, nicht mehr richtig von der Stelle zu kommen. In diesem Fall kann es sehr sinnvoll sein, nach früheren Infektionen zu schauen und gezielt SANUKEHLE einzusetzen. Damit werden entsprechende Blockierungen aufgelöst und die Therapie kann insgesamt erfolgreich fortgesetzt werden.

SANUKEHLE werden als Ampullen zur Injektion und in Tropfenform zum Einnehmen oder Einreiben angeboten:

- Ampullen (nur in CH und NL erhältlich) s.c., mindestens 4 - 6 W. lang
- Tropfen 10 ml zum Einnehmen oder Einreiben (→ SANUM-Repertorium)

Normalerweise verordne ich Tropfen. Ich teste, welche SANUKEHLE erforderlich sind - das können durchaus 3, 4 oder 5 sein - und lasse diese wie folgt einreiben:

Morgens und abends jeweils 3-4 Tropfen von einem einzelnen Mittel mit dem Handballen in die linke und rechte Ellenbeuge solange einreiben, bis eine leichte Rötung eintritt. Damit wird errecht, dass die Mitel diekt in die Blutbahn gelangen.

Am nächsten Tag dann das Gleiche mit dem zweiten Mittel durchführen.

Wenn so alle einmal angewendet wurden, wieder von vorn beginnen.

Wenn alle Fläschchen leer sind, wieder testen, welche Mittel weiterhin erforderlich sind und wie die Behandlung fortgesetzt werden sollte.

Tabelle der ganzheitlichen Isopathie

Hier noch einmal eine Übersicht über die einzelnen Therapieschritte und die wichtigsten, zur Verfügung stehenden Mittel:

Milieu-Vorbereitung	Reiztherapie (steigert leukolympho-zytäre Aktivität)	Isopathische Regulatoren
• ALKALA N	• UTILIN	• MUCOKEHL
	• UTILIN "H"	• NIGERSAN
• CITROKEHL	• UTILIN "S"	• MUCEDOKEHL
• SANUVIS	• LATENSIN	• NOTAKEHL
	• RECARCIN	• FORTAKEHL
• FORMASAN	• BOVISAN	• QUENTAKEHL
		• PEFRAKEHL
	• SANUKEHLE	• SANKOMBI

Ergänzende Mittel

Heel - Präparate

- Traumeel S
- Engystol N
- Echinacea comp. S
- Mucosa comp.
- Lymphomyosot N
- Pulmo suis-Injeel
- Sinusitis Nosode-Injeel
- Coenzyme comp.
- Cutis comp.
- Cartilago suis

Horvi - Präparate (NL)
(unbedingt vor jeder Horvi - Therapie testen oder Therapieplan anfordern!)

Vitorgan - Präparate
NeyAthos Nr. 43, NeyChon Nr. 68, Allergostop I (z.Zt. nicht verfügbar)

Die Applikationsmöglichkeiten

Alle isopathischen Pilzpräparate oder Regulatoren werden in vielen Stärken, Potenzen und Darreichungsformen angeboten. Je nach beabsichtigter Applikation können Sie die SANUM-Mittel in Form von Ampullen, Tropfen, Tabletten, Kapseln, Zäpfchen, manchmal auch als Salbe erhalten. Bei MUCOKEHL gibt es zusätzlich auch noch Augentropfen. Das Mittel SANKOMBI ist nur in Tropfenform erhältlich. Je nach Erkrankung können Sie so entscheiden, welche Applikationsform für die Behandlung am besten geeignet ist. Ich persönlich stehe auf dem Standpunkt: das Mittel immer so nahe wie möglich an den Ort des Geschehens heran bringen. So injiziere ich z.B. MUCOKEHL grundsätzlich nur in der Stärke D5 und, falls irgend möglich, intravenös, da es sich ja in der Regel um ein Problem handelt, das mit dem Blut zu tun hat. Ausnahme ist z.B. die Anwendung bei Ulcus cruris. In diesem Fall injiziere ich MUCOKEHL zusammen mit SANUVIS lokal in und um die offenen Stellen herum.

Da die Verdauungs- und Stoffwechselsituation oft gestört ist, vermeide ich eine Beeinträchtigung der Wirksamkeit, mit der ich bei oraler Einnahme von Tropfen und Kapseln in der üblichen Form zu rechnen hätte. Ich lasse Kapseln daher nicht schlucken, sondern öffnen und den Inhalt - ähnlich wie bei anderen homöopathischen Mitteln - unter die Zunge bzw. in den Rachen streuen. Bei Verwendung von Regulatoren in Tropfenform lasse ich diese vom Handrücken in die Nase hochziehen. Damit erreichen diese Mittel auf dem schnellsten Wege das Gehirn als Steuerzentrum. Bei allen Urogenital- oder Unterleibserkrankungen setze ich zusätzlich auch gerne Zäpfchen ein.

Tabelle der Applikationsmöglichkeiten

Injektionen:	i.m., i.v., s.c., i.c. (paravertebral quaddeln) (Bakterienpräparate dürfen nur intramuskulär injiziert werden.)
Kapseln:	oral (siehe unten)
Tabletten:	oral
Tropfen:	- oral (siehe unten) - percutan in Ellenbeuge einreiben - inhalieren
Zäpfchen:	alle verfügbaren Zäpfchen in täglichem Wechsel, anal oder vaginal

Kapseln:

UTILIN / UTILIN "H UTILIN "S" LATENSIN RECARCIN BOVISAN	2 - 3 x wöchentlich abwechselnd, morgens nüchtern, je 1 Kapsel öffnen und unter die Zunge streuen, danach 1 Stunde nichts essen oder trinken

Tropfen:

MUCOKEHL NIGERSAN NOTAKEHL PEFRAKEHL QUENTAKEHL	D5 D5 D5 D5 D5	1 x täglich bis 1 x wöchentlich, morgens nüchtern, je 5 Tropfen vom Handrücken in jedes Nasenloch hochziehen, danach 1 Stunde nichts essen oder trinken

Grundsätze der SANUM-Therapie

- Ausleitungswege aktivieren: Darm, Nieren, Atmung, Haut (→ Ausleitung)
- Reaktion provozieren: Reiztherapie mit Bakterienpräparaten entsprechend dem Allgemeinzustand des Patienten
- Reaktionen abwarten (abgeschwächte Krankheitssymptome)
- nie bei einer laufenden Reaktion therapieren (ergibt neue Blockaden)
- bei Injektion von Bakterienpräparaten immer mit der Potenz D6 beginnen.

- Potenz bzw. Dosis erst steigern, wenn die bisherige Potenz/Dosis keine Wirkung mehr hervorruft. Jede Überdosierung führt zu übermäßiger Produktion von toxischen Abbauprodukten.
- dem Körper Zeit lassen, vor allem bei chronischen Erkrankungen
- bei Rückgang der Symptomatik Therapieintervalle verlängern
- falls erforderlich, Therapie in gleicher oder angepasster Form mehrfach wiederholen
- während einer längeren Therapiedauer Präparate und Potenzen ständig variieren, soweit verfügbar
- bei Kindern und akuten Erkrankungen niedrige Potenzen, bei chronisch Kranken hohe Potenzen einsetzen
- bei Kindern ab ½ Jahr ½ Tropfen, pro Lebensjahr um 1 Tropfen steigern, ab 12 Jahren volle Dosis
- je älter der Patient und je schwerer die Erkrankung desto vorsichtiger vorgehen
- bei lokalen Problemen zusätzlich SANUVIS, bzw. CITROKEHL injizieren
- MUCOKEHL oder SANKOMBI nicht gleichzeitig mit NOTAKEHL geben (MUCOKEHL und NOTAKEHL sind Antagonisten, ihre Wirkung schwächt sich ab.)

Schlussbemerkung

Damit möchte ich meine Ausführungen über die SANUM - Therapie im Allgemeinen beenden. Für jeden, der sich zum ersten Mal mit dieser doch recht komplizierten Materie beschäftigt, ist das alles manchmal sicher nicht ganz leicht verständlich. Es würde daher auch nicht weiterhelfen, sondern eher verwirren, wenn ich Sie mit weiteren Bezeichnungen für bestimmte Wuchsformen des Endobionten und anderen wissenschaftlichen Bezeichnungen traktieren würde. Das entspricht auch nicht meiner Philosophie. Ich bin der Meinung, dass das Basiswissen über diese Dinge durchaus ausreicht, wenn man nicht gerade wissenschaftliche Interessen verfolgt und das eine oder andere daher exakter wissen möchte.

Jedem, der an mehr interessiert ist, kann ich das Buch „Bluntuntersuchung im Dunkelfeld“ von Frau Dr. med. Bleker (Semmelweis-Verlag) sehr empfehlen. Neben vielen interessanten Dunkelfeld-Abbildungen finden Sie in diesem Buch kurz gefasste, konzentrierte Informationen zur Forschung Prof. Enderleins. Mir ist dabei besonders wichtig, dass sich Frau Dr. Bleker so nahe wie möglich an die Forschung Enderleins gehalten hat, was nicht für jede Veröffentlichung der letzten Jahre zutrifft. Ich persönlich bedaure es sehr, dass sehr viele Praktiker zwar ein bisschen der Grundinformation Enderleins übernommen haben, daraus aber mehr oder weniger ihre eigene Therapieform gemacht haben. Das mag in der Praxis ja auch nicht unbedingt falsch und durchaus erfolgreich sein, hat aber mit der SANUM-Therapie nach Prof. Enderlein nicht mehr sehr viel zu tun.

Dunkelfeld-Mikroskopie und SANUM-Therapie

Die Dunkelfeldmikroskopie liefert bei korrekter Durchführung im Wesentlichen folgende Informationen:

- Hinweise auf den Zustand des Körpermilieus (der Grundregulation nach Pischinger), des Säure-Basen-Haushalts, der Viskosität (Fließeigenschaft) des Blutes, auf Durchblutungsstörungen, Verschlackung des Blutes, Eiweißüberlastung, Eisenmangel/ Sauerstoffmangel, Harnsäurebelastung, Störungen der Leberfunktion, Fettstoffwechselstörungen (Cholesterin)
- Hinweise auf die Funktion des Immunsystems (Zahl, Beschaffenheit und Funktion der weißen Blutkörperchen), Hinweise auf entzündliche Vorgänge, Tendenz zu allergischen Reaktionen und Autoimmunerkrankungen (Rheuma, Morbus Crohn usw.), CWD-Bakterien

Die gravierendsten Veränderungen im Dunkelfeld sehe ich in den letzten Jahren in bezug auf das Immunsystem. So konnte ich bis vor ca. 10 Jahren im Dunkelfeld nie bakterielle Aktivitäten sehen, heute ist das schon fast der Normalfall, wenn man das Blut nach 6 - 12 Stunden beobachtet. Es handelt sich dabei um zellwandfreie CWD-Bakterien (CWD = cell wall deficient = zellwandfrei). Nähere Ausführungen zu diesem Thema → SANUKEHLE. Für mich ist das ganz klar eine Folge der nicht sachgerechten Anwendung von Antibiotika, der zunehmend sich verschlechternden Umweltsituation, der künstlichen Aromen und Konservierungsmittel in unserer Industrienahrung und zahlreicher anderer Faktoren wie Strahlung durch Mobilfunksender, Schnurlostelefone, Schwermetalle im Leitungswasser u.v.m.

Unter korrekter Durchführung einer Dunkelfeld-Vitalblutanalyse verstehe ich eine Erstuntersuchung ohne vorherige Anamnese, die Betrachtung und Erklärung der Bilder im Beisein des Patienten (Zeitdauer 1-1½ Stunden) und die zusätzliche Beobachtung des Blutstropfens nach 6, 12 und 24 Stunden (Zeitdauer jeweils ca. 15-20 Minuten). Der Gesamtzeitaufwand beläuft sich so auf ca. 1¾ - 2½ Stunden.

Das Dunkelfeld liefert nicht nur eine umfassende Erstinformation bei einem neuen Patienten, sondern ist auch ein sehr hilfreiches Instrument zur Überwachung des Therapieverlaufs. So bekomme ich zum Beispiel bei langjährigen Patienten im Laufe der Jahre ein zuverlässiges Bild über die vorhandenen Dispositionen, Belastungen und Störungen und kann auf eintretende Veränderungen relativ frühzeitig reagieren.

Meine Meinung zum Thema Dunkelfeld-Mikroskopie ganz allgemein:

Ich bin Praktiker und als Praktiker sind mir klare Informationen wichtig, die mir in der Praxis für meine therapeutische Arbeit mit dem Patienten weiterhelfen. Ich halte nicht viel davon, im Dunkelfeld irgendwelche Spitzfindigkeiten erkennen zu wollen und zu interpretieren. Vieles davon ist mir einfach nicht zuverlässig genug. Es geht mir auch nicht darum, das tausendste Phänomen am Erythrozyten erkennen zu wollen! Ich versuche vielmehr, mit Hilfe der Dunkelfeldmikroskopie aus einem winzig kleinen lebenden Blutstropfen eine Basisinformation über den gesamten Organismus und vorhandene Störungen zu gewinnen und durchgemachte, momentane oder zukünftige Belastungen zu erkennen. Gleichzeitig suche ich nach Hinweisen, wie ich aufgrund dieser Erkenntnisse mit möglichst wenigen Mitteln erfolgversprechend mit dem Patienten arbeiten kann.

Die technischen Anforderungen

Sie benötigen ein gutes Dunkelfeldmikroskop, eine Videokamera, einen PC mit einem Flachbildschirm oder einen Laptop und ein Programm, mit dem Sie die Bilder der Videokamera verarbeiten können. Nicht mehr, aber möglichst auch nicht weniger. Es gibt preiswerte und teure Mikroskope und Videokameras von den unterschiedlichsten Herstellern. Es ist keineswegs sicher, dass Sie in der Praxis mit teuren Geräten bessere Ergebnisse bekommen. Es ist z.B. keineswegs gewährleistet, dass eine doppelt oder dreimal so teure Kamera tatsächlich ein besseres Bild liefert. Es ist durchaus auch möglich, dass sie mit ihr ein schlechteres Bild bekommen. Auf Wunsch können Sie von mir ein Exposé für eine sinnvolle und praxisgerechte Dunkelfeld-Ausstattung mit allen erforderlichen Informationen erhalten. Ich arbeite seit mehr als 20 Jahren mit einem HUND-Mikroskop und seit kurzem mit einer HDMI-Kamera und dem Programm AverMedia. Damit verfüge ich über das Optimum an Technik, das heute möglich ist. Sparen Sie bitte nicht an der Technik. Nur eine gute Ausstattung liefert auch gute Bilder!

Eine Videokamera und ein Flachbildschirm, bzw. Laptop sind unbedingt erforderlich, da der Patient und eventuelle Begleitpersonen sonst nicht sehen und nachvollziehen können, was Sie erklären. Genau so wichtig ist ein Computerprogramm, mit dem Sie die Dunkelfeldbilder abspeichern und später - nach durchgeführten therapeutischen Aktivitäten - über Jahre hinweg vergleichen können. Eine weitere Möglichkeit ist auch die Abspeicherung auf Videobändern, was aber nach heutigem technischem Standard alles andere als optimal ist.

Mindestens genau so wichtig wie eine gute technische Ausstattung ist die korrekte Durchführung einer Dunkelfeld-Vitalblutanalyse, von der Reinigung der Objektträger, der korrekten Abnahme des Blutstropfens bis zum erforderlichen Zeitaufwand für eine derartige Untersuchung. Leider bekomme ich in dieser Beziehung von unseren Patienten oft Informationen, mit denen ich mich überhaupt nicht anfreunden kann. Bei einigen Kolleginnen und Kollegen ist eine Dunkelfeld-Vitalblutanalyse eine 10 Minuten-Aktion. Oft haben die Patienten noch nicht einmal ihre Bilder gesehen, da kein Bildschirm vorhanden war. So etwas darf einfach nicht sein! Damit schaffen wir kein Vertrauen in diese faszinierende, unschätzbar wertvolle Methode und unterstützen die Meinung derer, die die Dunkelfeld-Mikroskopie als unseriös und unwissenschaftlich abtun (z.B. die privaten Krankenversicherungen).

Das benötigte Verbrauchsmaterial

Für die Praxis-Anwendung brauchen Sie:

- Objektträger 24 x 36
- Deckgläser 18 x 18
- Immersionsöl
- Lanzetten (z.B. *Solofix*)

Die Reinigung der Objektträger

Eines der Hauptprobleme ist nach wie vor das Reinigen der Objektträger. Alle Gläser im Handel sind angeblich „gebrauchsfertig gereinigt“. Was das im Klartext bedeutet, kann man sehr leicht feststellen. Das Glas ist stark verschmiert und in diesem Zustand für uns unbrauchbar. Der Blutstropfen kann nicht korrekt verlaufen und Sie vergrößern jede Verunreinigung tausendfach!

Wir haben trotz aller Bemühungen immer wieder Verunreinigungen unter dem Mikroskop und es besteht immer die Gefahr, diese dann als Phänomene zu deuten! Wichtig ist, das Problem zu kennen und zu schauen, wie man damit umgeht. Eine perfekte Lösung kenne ich nach wie vor nicht! Nach meiner Erfahrung sind die besten Ergebnisse mit heißem Wasser und etwas Flüssigseife zu erzielen: Die Objektträger auf beiden Seiten mit Seife bestreichen, diese dann mit einem Finger auf dem ganzen Objektträger verteilen, mit möglichst heißem Wasser abspülen, und sofort mit einem nicht fusselnden Leinen-Geschirrtuch trocken wischen. Nicht an der Luft trocknen lassen, da Sie sonst eingetrocknete Wassertropfen bekommen!

Überprüfen Sie bitte unbedingt jedes neue Paket Objektgläser auf herstellerseitig vorhandene Verunreinigungen. Reinigen Sie ein Glas nach Ihrer Methode und legen Sie es mit einem Tropfen Quellwasser (z.B. Volvic o. Purolux) unter Ihr Mikroskop. Sie werden überrascht sein, was Sie zu sehen bekommen. Auf jeden Fall laufen Sie so nicht Gefahr, Verunreinigungen der Objektträger als Probleme des Patienten zu interpretieren. Ich kenne Therapeuten, die Fussel von Wattetupfern, die zur Reinigung verwendet wurden, als Parasiten angesehen haben!

Der abgenommene Blutstropfen sollte unverzüglich unter ein Deckglas, um einen längeren Kontakt mit der Luft zu vermeiden. In der Praxis bedeutet das, dass alles, was Sie benötigen, sorgfältig vorbereitet und griffbereit sein sollte. Von den Deckgläsern entfernen Sie sichtbaren Staub ganz vorsichtig durch Wegblasen oder ganz leichtes Abwischen mit einem nicht fusselnden Tuch.

Die Blutentnahme

Auch hier gehen die Meinungen weit auseinander. Ganz wichtig ist mir in diesem Zusammenhang der Verzehr von tierischem Eiweiß. Machen Sie bitte versuchsweise eine Dunkelfeld-Blutuntersuchung, z.B. nach einem Mittagessen nur mit Salat oder nach einem Stück Fleisch, und Sie werden den Unterschied deutlich sehen können. Das tierische Fremdeiweiß aktiviert immer die Körperabwehr - die Körperabwehr muss darauf reagieren! - und lässt so natürlich Rückschlüsse auf die Ernährung generell zu. Wir übersehen diese Tatsache gerne. Wir sagen, ich esse einfach ein Stück Fleisch, weil es mir schmeckt. Wie der Körper damit zurechtkommt, ist uns leider oft egal.

Tierisches Eiweiß verfälscht in jedem Fall die Untersuchungsergebnisse!

Nach meiner Meinung sollte die Blutabnahme vormittags nüchtern erfolgen. Nur dann ist auch eine 24 Stunden-Überwachung möglich. Wir weisen unsere Patienten außerdem darauf hin, dass sie am Tag vor der Untersuchung den ganzen Tag über keinerlei tierisches Eiweiß (Fleisch, Wurst, Eier, Käse, Quark, Fisch usw.) zu sich nehmen sollten, da auch das die Untersuchungsergebnisse verfälschen könnte. Ich habe in diesem Punkt heute eine andere Meinung als noch vor einigen Jahren. Damals dachte ich, ich lasse den Patienten in der für ihn normalen Ernährungssituation kommen. Heute denke ich, dass es wichtig ist, alle Unwägbarkeiten im Vorfeld auszuschließen.

Der Vorgang der Blutentnahme:

Nehmen Sie die Hand des Patienten und tasten Sie, wo die Haut relativ glatt ist. Dabei bekomme ich oft schon einen ersten Hinweis auf Durchblutungsstörungen, wenn der Patient kalte Hände hat. Ich frage den Patienten dann, ob er öfters kalte Hände, Füße oder eventuell auch Krampfadern hat, was er meistens bestätigen wird.

In diesem Fall die Hände reiben, schütteln oder mit warmem Wasser anwärmen lassen. Wichtig ist auch, die Patienten zu fragen, ob die Hände morgens eingecremt wurden oder mit irgendwelcher Kosmetik in Berührung kamen. Falls ja, bitte die Hände ebenfalls mit warmem Wasser und Seife reinigen lassen.

Man sticht dann mit einer Lanzette - ohne vorher zu desinfizieren - seitlich in den Ringfinger der linken Hand (bei einem Rechtshänder). Desinfizieren würde das Hautmilieu an der Einstichstelle entscheidend beeinflussen. Ist Ihr Patient Linkshänder, nehmen Sie den Ringfinger der rechten Hand. Bitte seitlich einstechen, da hier weniger Nervenbahnen verlaufen und es daher weniger schmerzhaft ist. Die Abnahme am Ohr ist auch möglich. Sie sollten das Blut dann aber immer am Ohr abnehmen. Die meisten Therapeuten, die ich kenne, lehnen die Abnahme am Ohr ab, da an dieser Stelle das Kapillarsystem feiner ist und keine größeren Formen (z.B. *Symplasten*) zu sehen sein würden.

Ich verwende normalerweise spezielle Lanzetten der Firma Braun (*Solofix*). Bei Kindern und Patientinnen mit sehr zarten Fingern nehme ich feinere Lanzetten der Firma Böhringer (*Softclix*). Mit beiden ist ein kontrollierter, korrekter und für den Patienten schonender Einstich möglich.

Der erste, möglichst von alleine austretende Blutstropfen, wird generell abgewischt, da er Zellen und Verunreinigungen enthält. Den zweiten Tropfen lässt man auf ein Deckglas überspringen. Dabei darf allenfalls ein ganz leichter Druck auf den Finger ausgeübt werden, falls kein Blut austreten sollte. Bitte auch den Patienten darauf hinweisen, da manche Leute sofort anfangen, wie wild zu drücken, wenn kein Blut kommt. Achten Sie bitte darauf, dass der Blutstropfen so verläuft, dass er etwa zwei Drittel des Deckglases bedeckt und einen dunklen, feinen Rand und eine deutlich hellere Innenfläche bildet. Es kommt nicht selten vor, dass der Blutstropfen nicht verläuft, sondern gleichmäßig kompakt bleibt. In diesem Fall die Blutabnahme sofort an einem anderen Finger wiederholen. Der Blutstropfen darf aber auch nicht zu groß sein, da es die Untersuchungsergebnisse verfälschen würde. In diesem Fall muss man warten, bis die Blutung etwas nachlässt. (Cave: Markumar - Patienten, mit denen ich aber auch Dunkelfelduntersuchungen durchführe.)

Nach der Blutentnahme gibt man dem Patienten einen Tupfer zur Blutstillung. Sterile Tupfer sind nicht erforderlich!

Die Untersuchungsergebnisse

Die Dunkelfelduntersuchung ist in unserer Praxis grundsätzlich die erste Maßnahme bei jedem neuen Patienten, vor jeglicher Anamnese. So ist es für den Patienten viel glaubhafter und auch eindrucksvoller, als wenn ich nur das bestätige, was er mir vorher während der Anamnese schon gesagt hat.

Während der Untersuchung ist für mich zuerst einmal der Gesamteindruck wichtig, das, was gewissermaßen sofort ins Auge springt. Danach achte ich auf die Phänomene, die sich mehr oder weniger aufdrängen. Wichtig ist auch, ob ein Phänomen (z.B. ein Symplast) groß oder klein und ob es selten oder häufig zu sehen ist. Generell hüte ich mich davor, etwas in den Befund hinein zu interpretieren, was nicht vollkommen klar ist. Hier ist größte Achtsamkeit geboten, z.B. auch schon wegen eventueller Verunreinigungen auf dem Objektträger oder dem Deckglas.

Ich zeige dem Patienten im Verlauf der Untersuchung alles, was mir auffällt, und frage ihn, ob er unter entsprechenden Symptomen leidet. Wenn er es nicht bestätigen kann, handelt es sich in der Regel nur um eine Disposition. Ich frage ihn dann, ob es in seiner Familie (Eltern, Großeltern usw.) derartige Fälle gibt (z.B. Rheuma, Herz-Kreislauf-Erkrankungen, Allergien usw.).

Hier an dieser Stelle meine Ansicht zum Thema Candida-Pilze im Dunkelfeld:
Sie können keine Pilze im Dunkelfeld sehen! Pilze im Dunkelfeld wären ein Hinweis auf den kurzfristig bevorstehenden Tod des Patienten!

Während der Untersuchung werden alle interessanten Phänomene als Bilder oder Videos abgespeichert (insgesamt bei einer Untersuchung über einen Zeitraum von 24 Stunden ca. 50-60 Bilder und Videos). Diese stelle ich dann nach Abschluss der Untersuchung den Patienten, wenn sie es wünschen, per Internet-Verlinkung (*Dropbox*) oder auf einer CD zur Verfügung, zusammen mit einer Liste der häufigsten Fachbegriffe.

Bei einer sorgfältigen, gewissenhaften Dunkelfeld-Untersuchung werden Sie immer die gravierenden Probleme des Patienten herausfinden können!

Im Zweifelsfall schicke ich den Patienten bei bestimmten Hinweisen im Dunkelfeld sicherheitshalber durchaus auch noch zu einer schulmedizinischen Blutkontrolle, um z.B. den Hämatokrit oder andere Werte überprüfen zu lassen, oder zu anderen medizinischen Abklärungen zu einem mir bekannten Arzt.

Wichtig: Die Untersuchung des Blutes mit dem Dunkelfeld-Mikroskop gilt nicht als wissenschaftliche Methode, sondern als Erfahrungsmethode, d.h. die Erklärung aller Phänomene beruht auf der Erfahrung des Therapeuten. Daher lehnen auch die PKVs in der Regel die Übernahme der Kosten ab. In diesem Zusammenhang stellt sich die Frage, was tatsächlich wissenschaftlich ist. Für mich ist das die Mathematik oder die Physik, aber niemals die Medizin! Der Mensch ist keine Maschine!

Eine häufige Frage in meinen Seminaren bei der Blutbetrachtung im Dunkelfeld ist:

Was mache ich nun bei dem oder jenem spezifischen Phänomen und welche Mittel von SANUM setze ich ein?

Antwort: Ich werde nie mit dem oder jenem einzelnen Mittel auf ein einzelnes Phänomen im Blutbild reagieren. Ich bin nicht der Therapeut, der mit einem Mittel auf ein bestimmtes Problem reagiert. Ich werde immer versuchen, nach Abklärung aller Probleme des Patienten zuerst einmal das Milieu und die Regulation zu normalisieren. Häufig ist der erste Schritt in unserer Praxis daher die Darmsanierung als zentrale Milieumaßnahme. Danach, bzw. nach etwa 3 - 6 Monaten, schaut man sich wieder das Blut an, und dann besteht auch die Möglichkeit, auf der inzwischen geschaffenen Basis einzelne Phänomene, bzw. die noch vorhandenen Störungen gezielt zu behandeln.

Therapieblockaden

Bestehende Therapieblockaden bedeuten eine Störung der vegetativen Regulation, der Grundregulation. Die Wirksamkeit biologischer Mittel und damit der Heilungsprozess sind blockiert. In der Praxis sind das in der Regel die Patienten, die schildern, dass sie seit vielen Jahren alles Erdenkliche ausprobiert haben, dass aber nie etwas geholfen hat. Im Dunkelfeld erkennen wir derartige Blockaden an starren, unbeweglichen, oft wabenartig angeordneten Erythrozyten.

Die häufigsten Therapieblockaden in der Praxis

1. Wirbelsäulenblockierungen:
   (Wirbelblockierungen)

   Maßnahmen: Chiropraktik, Akupunkt-Massage, Dorn/Preuß-Methode

2. Energetische Blockaden:
   (kalte Hände, Füße, kalter Bauch, Po)

   Maßnahmen: Neuraltherapie, Akupunktur, Akupunkt-Massage, lokale Maßnahmen

3. Blockaden durch schulmedizinische Medikamente:
   (Impfungen, Medikamente, Chemotherapie, künstliche Hormone usw.)

   Nosodentherapie:
   - SANUKEHLE
     (SANUKEHL Pseu bei Cortisonbelastungen)
   - Staufen KUF-Reihe (Impfnosoden)
   - Metabiarex (Tb, Syphilis, Gonorrhoe)
   - Truw 119 (Pocken)

   ausleiten mit: Spirulina, Phönix Antitox, Derivatio usw.

4. Blockaden durch Schwermetalle:
   (Trinkwasser, Amalgam, Schmuck usw.)

   Maßnahmen:
   - nur noch Quellwasser ohne Schwermetallbelastung zum Kochen und Trinken verwenden (→ Wasser)
   - Amalgam entfernen, Zahnsanierung
   - keinen belastenden Schmuck tragen

   ausleiten mit: Spirulina, Chlorella, Phönix Antitox, Derivatio u.a.

5. Blockaden durch Herde /Störfelder:

   (Narben, chron. Entzündungen von Mandeln, Nebenhöhlen, Zahnfleisch usw.)

   Maßnahmen: Neuraltherapie, Akupunkt-Massage

6. Blockaden im Zahnbereich:
   (Amalgam und andere Metalle - auch Gold, tote ("wurzelbehandelte") Zähne

   Maßnahmen:
   - Amalgam entfernen lassen! (danach ausleiten!!!)
   - Ersatz durch keramisches Material, kein Metall und auch kein Gold!
   - tote ("wurzelbehandelte") Zähne entfernen lassen!

Therapieblockaden sind für mich ein außerordentlich wichtiges Thema. Sie werden mit der SANUM-Therapie, ebenso wie mit jeder anderen Therapie, irgendwann einmal das Gefühl haben, dass es einfach nicht weiter geht. Man fragt sich dann, was habe ich falsch gemacht. Jetzt habe ich doch das oder jenes Mittel korrekt eingesetzt, und es bewegt sich trotzdem nichts. In dieser Situation muss man zwangsläufig prüfen, welche Blockaden bei dem Patienten bestehen könnten. Oft ist das eine fast kriminalistische Arbeit. Dabei geht es natürlich auch nicht nur um körperliche Probleme. Im Hintergrund steht immer und über allem die Psyche, die letzten Endes alles blockieren kann, oft auch unser so hoch eingeschätzter Verstand. Wenn Psyche und Verstand des Patienten nicht mitspielen, geht therapeutisch gar nichts! Hier weiter zu kommen, ist dann wirklich eine Kunst. Sehr schön verfolgen kann man das oft bei langjährigen Patienten.

So erlebe ich immer wieder Patienten, die von der Schulmedizin fast zugrunde gerichtet worden sind und trotzdem immer noch glauben, dass sie von da eine Hilfe für ihre gesundheitlichen Probleme erhalten. Diese Patienten verlangen dann von mir eine detaillierte Erklärung aller geplanten Therapiemaßnahmen. Wenn sie das doch nur mal von ihrem Arzt verlangen würden! Genau diese Patienten sind dann aber oft nicht in der Lage, eine klare Entscheidung zu treffen. Oft höre ich in dieser Situation: „Ich würde ja gerne diese oder jene alternative Therapie durchführen lassen, glaube aber, dass es ohne eine begleitende schulmedizinische Therapie nicht geht." Diesen Patienten sage ich dann: „Das ist so ähnlich, wie wenn Sie im Wald an einer Wegkreuzung stehen. Sie müssen sich entscheiden. Sie können nicht ein bisschen den einen Weg und ein bisschen den anderen gehen. Der Körper hat seine eigene Intelligenz und erwartet eine klare Entscheidung, bevor er bereit ist, den Weg mitzugehen."

Eigentlich sollte man grundsätzlich die Patienten beim ersten Besuch veranlassen, sich für eine körperliche Inspektion komplett auszuziehen, was die meisten von uns aber sicher nicht machen - ich auch nicht. So erfahren wir trotz ausführlicher Befragung und Anamnese viele wichtige Fakten oft erst nach Monaten und dann oft auch nur rein zufällig. Irgendeine relativ kleine Sache, ein toter ("wurzelbehandelter") Zahn, ein chronischer Nasennebenhöhleninfekt oder auch nur eine Narbe kann Ihnen jede noch so gute Therapie völlig blockieren. Das dann aufzuspüren, kann ein Riesenproblem darstellen, ist aber gleichzeitig auch eine richtige therapeutische Herausforderung.

Wichtig ist in diesem Zusammenhang auch, ob und in welchem Umfang der Patient in seinem bisherigen Leben mit Arzneimitteln konfrontiert worden ist. So reagieren ältere Patienten, die noch kaum jemals in ihrem Leben Arzneimittel genommen haben, oft überraschend gut. Andererseits sind junge Menschen oft schwierig zu behandeln, wenn sie rauchen, erhebliche Mengen Alkohol konsumieren und in ihrem Leben schon eine Menge Medizin verabreicht bekommen haben.

Ein weiterer Punkt sind Blockaden durch Schwermetalle in den Zähnen, im Trinkwasser oder in der Nahrung. Die WHO sagt, dass 60-70% unserer heutigen Erkrankungen durch Schwermetalle mit verursacht werden. Wir führen deshalb bei jedem neuen Patienten einen Urintest auf anorganische Schwermetalle durch. Anorganische Schwermetalle sind hochtoxisch, blockieren körperliche Regulationsvorgänge und damit auch biologische Therapien.

Sie werden sich nun fragen: Muss ich das wirklich alles berücksichtigen. Sie müssen gar nichts! Es hängt ganz davon ab, über welche vitale Energie der Patient verfügt, der vor Ihnen steht. Für einen Patienten mit 75% Energie ist das alles vielleicht überhaupt kein Problem. Der Körper sagt, ich habe zwar dieses und jenes Problem, aber mit der vorhandenen Energie packe ich das noch gut. Anders ist es, wenn der Patient mit seinen letzten 10 oder 20% Energiereserve arbeitet. Dann ist einfach alles ein Problem. Diese Patienten müssen die Zähne sanieren lassen; das Haus auf Erdstrahlen, Elektrosmog und sonstige Umweltbelastungen untersuchen lassen; das Bett muss richtig stehen und vieles mehr. In dieser Situation muss zwangsläufig versucht werden, alle Störfaktoren auszuschalten. Jede noch so kleine Belastung kann ein großes Problem darstellen. Oft hilft in dieser Situation auch ein energetischer Test mit Hilfe von Bioresonanz, EAV, Kinesiologie oder einem Biotensor, denn vielfach handelt es sich nicht um stoffliche, sondern um energetische Blockaden.

Narben

Ein wichtiges Thema in Verbindung mit Therapieblockaden sind Narben. Narben können Störfelder darstellen. Sie senden falsche Signale und stören damit das ganze System. Oft wissen die Patienten das auch. Sie spüren, dass die Narbe z.B. bei Wetterwechsel juckt oder dergleichen. Jede Körperzelle hat bekanntlich eine elektrische Ladung. Durch eine Verletzung oder einen operativen Eingriff wird das elektrische Potential der einzelnen Zellen und der Energiebahnen gestört. Dadurch können Probleme in völlig anderen Körperregionen entstehen.

Für besonders schlimm halte ich in diesem Zusammenhang auch die heute weit verbreitete Laparoskopie. So hat man früher z.B. bei einer Blinddarm-OP einen relativ kleinen Schnitt gemacht. Heute wird an drei Stellen eine Sonde eingeführt und im ganzen Bauchraum "herum gerührt". Dabei werden viele natürliche Strukturen und Aufhängungen im Bauch beschädigt. Die Folgen sind Verwachsungen und oft endlose Schmerzen. Ich habe zahlreiche Patienten erlebt, die danach laufend Schmerzprobleme im unteren Bauchraum hatten. Was an dieser Methode schonend sein soll, ist mir schleierhaft. Ebenso unklar ist mir, weshalb man bei einer Blinddarmoperation an der linken Seite eindringen und dann quer durch den Bauchraum vordringen muss.

Ich denke manchmal, das ist wieder so eine Modegeschichte, die als Fortschritt deklariert wird. Am Anfang sind wir immer alle hellauf begeistert. Was wir aber damit anrichten, merken wir meistens erst hinterher. Nach einigen Jahren wird man dann - wie leider so oft - sagen: ganz so ideal war das auch nicht! Für eine vielleicht weniger sichtbare Narbe nehmen wir das Risiko größerer innerer Schäden in Kauf.

Mit Hilfe der Neuraltherapie und anderer Methoden kann man Störungen durch Narben relativ leicht und problemlos beseitigen. Bei der Neuraltherapie wird die Narbe im gesamten Verlauf intracutan unterspritzt (gequaddelt) und damit das natürliche elektrische Potential wieder hergestellt. Diesen Vorgang wiederholt man zwei- bis dreimal in wöchentlichem Abstand und dann - falls erforderlich - ein- bis zweimal jährlich. Zur Entstörung verwende ich Procain 1% und Cutis von Heel. Das verwendete Procain ist - trotz aller gegenseitigen Gerüchte - bei korrekter Anwendung völlig problemlos. In der medizinischen Literatur sind, soweit mir bekannt ist, nur Probleme bei Überdosierung durch Zahnärzte dokumentiert. Wenn man aber ganz sicher gehen will, sollte man vorher einen Procain-Reaktionstest am Auge oder am Unterarm durchführen.

Mit Neuraltherapie sollte man sicherheitshalber nicht arbeiten, ohne zuvor die erforderlichen praktischen Kenntnisse in entsprechenden Seminaren erworben zu haben!

Die Zähne

Die Zähne sind während einer Therapie oft das Hauptproblem. Leider sind aber die meisten Zahnärzte nur mehr oder weniger gute "Handwerker". Von biologischem Verständnis sind die meisten kilometerweit entfernt. Die Zähne haben bekanntlich energetische Verbindungen zu allen Organen und können dementsprechend überall im Körper Störungen verursachen oder Therapien blockieren.

Ein Reizthema sind für mich in diesem Zusammenhang sogenannte "tote Zähne". Der Zahnarzt spricht irreführend von „*Wurzelbehandlung*". Tatsächlich ist der Zahn aber nach einer Wurzelbehandlung tot! Die Zahnwurzel wird ja auch nicht behandelt, sondern abgetötet und der Wurzelkanal mit mehr oder weniger toxischem Material gefüllt. Die Folge ist daher im Laufe der Zeit immer ein Granulom, denn der Körper versucht zwangsläufig, den toten Gegenstand zu entsorgen. Und dieses Granulom ist dann ein richtiges Problem. Es streut Toxine im ganzen Körper. In den USA gibt es Untersuchungen, die belegen, dass zwischen toten Zähnen auf bestimmten Meridianen und Brustkrebs ein klarer Zusammenhang besteht.

So hatte ich vor einigen Jahren eine junge Patientin, 18 Jahre alt. Sie hatte permanent geschwollene Lymphknoten und einen chronischen Nasennebenhöhleninfekt. Trotz intensiver Behandlung kamen wir nicht richtig vorwärts. Per Zufall sah ich dann bei einer Besprechung, dass einer ihrer Schneidezähne oben einen schmalen schwarzen Rand hatte. Ich fragte sie danach, und sie bestätigte mir, dass sie schon seit Jahren an diesem Zahn bakterielle Entzündungen hätte. Außerdem wäre der Zahn tot, bzw. im zahnärztlichen Sprachgebrauch "*wurzelbehandelt*". Ich sah dann in einer Tabelle über Zahn-Organ-Beziehungen nach und fand dort: Nasennebenhöhlen und lymphatischer Regler. Damit war das Problem klar. Erst nachdem der Zahnarzt die Situation mit diesem Zahn gelöst hatte, konnten auch die weiteren körperlichen Probleme gelöst werden. Eine solche Zahnsituation kann jede isopathische oder homöopathische Therapie komplett blockieren!

Ich arbeite seit Jahren intensiv mit verschiedenen Zahnärzten zusammen, soweit das eben möglich ist. Ich teste die bestehenden Belastungen des Patienten, bevor er etwas unternimmt. Danach untersucht er den Patienten und entfernt die zu entfernenden Teile, z.B. das Amalgam, und setzt dem Patienten ein Provisorium ein.

Ich übernehme dann wieder die Ausleitung der Toxine und der negativen Information mit Hilfe von Nosoden, Homöopathie, Spirulina usw. Zuletzt teste ich alle Materialien, die bei der Zahnsanierung zur Verwendung kommen sollen, vor allem auch die zu verwendenden Kleber, bevor die endgültigen Kronen oder Inlays eingesetzt werden. Als Material kommt nach meiner Ansicht in unserer heutigen Zeit nur keramisches Material wie Porzellan in Frage, also auch kein Gold. In den Mund gehört kein Metall! Es kann ja auch kein reines Gold verwendet werden, sondern immer nur irgendwelche Legierungen, die dann auch wieder problematisch sein können. Zwischen unterschiedlichen Metallen und Legierungen fließt immer ein elektrischer Strom, der das Nervensystem und damit den ganzen Körper irritiert. Der technische Standard bei Porzellanersatz ist heute sehr hoch und die Haltbarkeit dementsprechend gut. Das biologisch verträglichste Klebematerial ist Zement.

Leider sind aber nur wenige Patienten bereit, das so konsequent in der geschilderten Form durchzuziehen. Und das Interesse an einer Kooperation ist auch immer mehr auf meiner Seite als auf der des Zahnarztes.

Ausleitung

Bei falscher Ernährung, bestimmten Erkrankungen, Stoffwechselproblemen und bei einer Schwäche der Ausscheidungsorgane sammeln sich im Laufe der Jahre Stoffwechselreste (Schlacken) im Körper an. Diese Schlacken beeinflussen das Milieu nachteilig, behindern die Regulation und sind unter Umständen toxisch. Im Rahmen einer ganzheitlichen Therapie sind zur Entfernung dieser Schlacken daher unbedingt auch die Ausscheidungsorgane zu aktivieren.

Hier einige der von mir bevorzugten Ausleitungsmöglichkeiten:

<u>**Darmreinigung:**</u>

- **Colon-Hydro-Therapie** als elementarer Bestandteil einer ganzheitlichen Therapie
- **Einläufe** wie z.B. Kaffee-Einlauf (steigert Gallen- u. Pankreas-Sekretion)

In den allermeisten Fällen arbeiten wir in unserer Praxis mit Colon-Hydro-Therapie und haben damit seit vielen Jahren außerordentlich gute Ergebnisse, nicht nur zur Ausleitung, sondern generell als Basismaßnahme zur Sanierung des Milieus und der Regulation im Körper. (→ Darmsanierung)

Kaffee-Einläufe haben sich bei Leber-Galle- oder Pankreas-Problemen sehr bewährt. Leber-Gallen-Probleme sind durch zahlreiche pflanzliche Mittel gut zu beeinflussen. Pankreasprobleme wie z.B. Insuffizienz sind dagegen schwieriger und brauchen oft eine langfristige Behandlung. Es gibt aber durchaus Mittel, wie z.B. Okoubasan von SANUM oder Okoubaka, ein homöopathisches Mittel, mit denen in Verbindung mit dem SANUM - Präparat CITROKEHL langfristig gute Erfolge erreichbar sind. Wichtig ist in diesem Zusammenhang immer auch ein absoluter Alkoholverzicht. Die Verwendung von Präparaten zur Substitution der Pankreasenzyme lehne ich ab, solange das Organ noch funktionsfähig ist, da es dadurch noch inaktiver wird. OKOUBASAN und Okoubaka in der erforderlich Potenz aktivieren dagegen nachweislich die Bauchspeicheldrüse. (→ Pankreasinsuffizienz)

Rezept Kaffee - Einlauf:

- 3 EL möglichst biologischer Kaffee mit 300 ml VOLVIC-Wasser
- 5 Min. kochen, 10 Min. köcheln und 10 Min. ziehen lassen,
- nach dem Abseihen auf ¾ l verdünnen und in einen Irrigator füllen

Durchführung:

- 1-2 Reinigungs-Einläufe mit Wasser zur Entleerung machen!
- Kaffee-Einlauf durchführen, möglichst lange halten!

Fasten:

Fasten kann viele Heilungsprozesse einleiten und verbessert ganz allgemein die Lebensqualität. Fasten ist eine tiefgreifende, reinigende Wohltat für Körper, Geist und Seele. Beim Fasten hat der Körper Gelegenheit zu entgiften und zu entschlacken. Je nach Konstitution und Ziel des Fastens gibt es verschiedene Fastenformen, wie z.B. Tee- oder Wasserfasten, Fasten nach Buchinger, Azidose-Fasten oder Früchte-Fasten. Bei einer Fastenkur werden nicht nur körperliche Schlacken abgebaut, sondern auch psychischer Ballast freigesetzt. Es ist daher von ausschlaggebender Bedeutung, dass der Patient während eines Heilfastens nicht sich selbst überlassen ist, sondern eine gute therapeutische Betreuung erhält (→ Seminare).

Schwitzbäder / Salzbäder:

Schwitzbäder sind eine uralte Behandlungsmethode und seit einiger Zeit auch in Krankenhäusern wieder aktuell. Die damit verbundene leichte Erhöhung der Körpertemperatur hilft, in Verbindung mit der beachtlichen Ausscheidung, den Heilungsprozess zu aktivieren. Wichtig ist, dass es korrekt durchgeführt wird, was nur mit fremder Hilfe möglich ist. Bei Kreislauflabilität bitte mit der gebotenen Vorsicht vorgehen!

Rezept für ein klassisches Schwitzbad:

- 1 l heißen Lindenblütentee trinken (vor, während und nach dem Bad)
- heißes Bad mit 3 kg normalem Salz (so heiß wie möglich!)
- mit Wurzelbürste schrubben (Allgäuer Volks-Rezept!)
- nicht abtrocknen!
- im Bett mit Tüchern und Decken einwickeln (auch Kopf und Füße)
- 2 Stunden schwitzen
- eventuell täglich wiederholen

Basenbad Orthim:

Durch die Beimengung von 3 Esslöffeln Basenbad Orthim wird bei einem Vollbad ein pH-Wert von mindestens 8 erreicht. So entsteht ein osmotischer Druck, durch den Säuren aus dem Körper ausgeleitet werden. Gleichzeitig sollte das Schüßlersalz Nr. 9 eingenommen werden. Die Wassertemperatur sollte 38° C. betragen, bei bestehenden Kreislaufproblemen eventuell auch weniger. Nach ca. 30 Minuten beginnt der Körper zu schwitzen und Schadstoffe auszuscheiden. Empfohlene Badedauer: 30-60 Minuten. Alle 5-10 Minuten die Haut mit einer Bürste oder einem Massagehandschuh abreiben, um sie von den ausgeschiedenen Stoffen zu reinigen. Durchführung je nach Bedarf täglich oder wöchentlich.

Bei lokalen Problemen kann es auch sinnvoll sein, basische Sitzbäder, Fußbäder oder Handbäder durchzuführen.

Wickel:

z.B. Kartoffelwickel (sehr effektiv bei Bronchitis!)

- Pellkartoffeln kochen und zerstampfen
- mit Schmalz vermischen
- so heiß wie möglich auf die Brust geben (Temperatur mit dem Handrücken prüfen!)
- zusätzlich eventuell Wärmflasche
- Patienten in Tücher einwickeln
- 1-2 Stunden wirken lassen

Sitzbäder:

z.B. nach folgendem Rezept

- zuerst Sitzbad 5 min. in warmem Wasser mit 1 EL Orthim Basenbad
- danach 30 sec. in kaltem Wasser mit 2-3 Kristallen Kaliumpermanganat (Wasser darf nur rosa werden!)

Leimbachrezeptur (Heel):

Sehr effizient ist die Ausleitung mit der sogenannten Leimbachrezeptur bei Schwerkranken, vor allem bei Tumorpatienten. Sie greift homöopathisch ganz tief in zelluläre Strukturen ein. Einnahme aller Tropfen zusammen bis zu sechsmal täglich, 8 Wochen lang, dann dreimal täglich, insgesamt 3-6 Monate lang.

Benötigte Mittel: Galium Heel, Psorinum, Lymphomyosot N, Phosphor-Homaccord

Galium-Heel	Entgiftungsmittel, bei Knoten, Geschwüren, Nierensteinen, zur Aktivierung der unspezifischen Abwehr
Psorinum-Injeel	Umstimmungsmittel bei Haut- u. Schleimhauterkrankungen, Leberschäden, chron. Erkrankungen
Lymphomyosot N	Lymphatismus (Neigung zur Überentwicklung der lymphatischen Organe, Neigung zur Ödembildung und Infektanfälligkeit), Drüsenschwellungen, Tonsillarhypertrophie und chronische Tonsillitis.
Phophor-Homaccord	Entzündungen der Atemwege

Bitte informieren Sie sich bei Interesse, in welcher Form die Mittel noch erhältlich sind. Teilweise gibt es nur noch Ampullen, die Sie injizieren oder wie folgt anwenden können: Inhalt einer oder mehrerer Ampullen in ein Glas Wasser geben (bevorzugt ein "stilles" Wasser) und dieses langsam schluckweise austrinken. Zur besseren Resorption über die Mundschleimhaut sollte jeder Schluck für einige Zeit im Mund belassen werden. Die Trinkampullenmedikation eignet sich besonders für Kinder, da diese eine Injektion meist nicht tolerieren.

Cantharidenpflaster:
Anwendung: → Cantharidenpflaster

Nasale Reflex-Therapie nach Dr. Krack:
Anwendung: → Nasale Reflex-Therapie

Nasenspülungen:
z. B. bei Sinusitis mit Rhino Care Nasendusche + Emser Sole

Nierenausleitung:
viel trinken: Tee aus Zinnkraut, Brennnessel, Vogelknöterich, Johanniskraut usw.

Weitere Ausleitungsmaßnahmen:
Schröpfen, Baunscheidtieren, Aderlaß, Blutegel, Ölziehen usw.

Substitution von Vitaminen und Mineralien

Ich bin kein großer Anhänger der Substitution aller möglichen Mittel aufgrund von mehr oder weniger willkürlich angenommenen Normalwerten. Wir maßen uns an, zu wissen, was der Körper tatsächlich braucht. Einen großen Stellenwert haben für mich aber Spirulina und Chlorella als Mittel zur Nahrungsergänzung im Rahmen der Darmtherapie und anderer Ausleitungs- und Entgiftungsmaßnahmen.

Spirulina enthält ca. 60% pflanzliches Protein und ist damit ein außerordentlich wertvolles Präparat für unseren Energiehaushalt. Viele Patienten bestätigen mir immer wieder, dass sie mit Spirulina weniger essen, teilweise auch abnehmen, und trotzdem mehr Energie haben. Das von uns verwendete Bio Spirulina + Calcium (*Keimling*) enthält in Verbindung mit einer weiteren Alge (*Lithothamnion calcareum*) organisches, also biologisch gut verfügbares Calcium und Magnesium. Ich gebe das gern auch bei einem eventuell bestehenden Mangel dieser Mineralien und bei Osteoporose. In der Hauptsache setze ich Spirulina aber zur Schwermetallentgiftung ein. Algen haben bekanntlich die Fähigkeit, Schwermetalle zu binden (*Chelatbindung*) und so ausscheidungsfähig zu machen. Spirulina ist außerordentlich gut verträglich. Nur ganz wenige Patienten mit hochgradigen Störungen haben manchmal Probleme mit der Einnahme. In diesem Fall die Dosierung reduzieren. Spirulina ist für den Körper leichter verfügbar, Chlorella leistet mehr im Rahmen der Schwermetallausleitung, ist aber schwieriger zu verstoffwechseln. Wir testen jeweils, welches Produkt der Patient benötigt.

Ein fester Bestandteil in unserer Therapie ist die Biochemie nach Dr. Schüßler mit Schüßler-Mineralien. Dr. Schüßler vertrat bekanntlich die Ansicht, dass der Körper zu einer störungsfreien Arbeit und zum Aufbau neuer Zellen 12 bestimmte Mineralstoffmischungen benötigt. Ich vergleiche das immer mit einem Orchester: Wenn der eine oder andere Musiker fehlt, ist die Musik insgesamt nicht mehr gut. Wir arbeiten mit einem Produkt, das auf Kartoffelstärkebasis hergestellt ist (Orthim) und auch nur mit den Originalsalzen Nr. 1-12 von Dr. Schüßler. Die meisten Schüßlersalze im Handel sind auf Weizenstärkebasis hergestellt und damit unter Umständen allergen. Inzwischen gibt es auch lactosefreie Schüßlersalze von der Firma Pflüger. Die Festlegung der für den Patienten benötigten Salze erfolgt nach Antlitzdiagnose und einem zusätzlichem Test mit dem Biotensor.

Wenn ich andere Mittel gebe, z.B. Vitamin E oder Selen, was relativ selten geschieht, dann grundsätzlich nur in organischer Form, also keine synthetischen Mittel. Es gibt hinreichende Untersuchungen, dass der Körper anorganische, synthetische Vitamine und Mineralien nicht oder nur teilweise assimilieren kann.

Wenn er sie nicht aufnehmen kann, muss er sie ausscheiden oder ablagern, was in beiden Fällen ein Problem darstellt. Ich stehe auf dem Standpunkt, dass diese Dinge für uns erst verwertbar sind, wenn sie über die Bodenorganismen in die pflanzliche Struktur aufgenommen worden sind. Ich halte daher auch nichts von dem nur in Deutschland so hoch geachteten Mineralwasser (→ Wasser) und den in Supermärkten meterweise angebotenen Mineralien und Vitaminen.

Impfen, Medikamente, künstliche Hormone

Die ersten Therapieblockaden in unserem Leben werden durch das Impfen verursacht. Man kann sicher unterschiedlicher Meinung sein, inwieweit Impfen sinnvoll ist. Ein wesentlicher Punkt ist dabei - wie auch sonst - die zweckorientierte Angstmacherei der Medizin. Dabei ist die Tatsache nicht weg zu diskutieren, dass das Impfen keinen sicheren Schutz bietet, sondern eher eine Belastung des Organismus mit dubiosen, schädlichen Substanzen, die bei der Herstellung der Impfstoffe Verwendung finden. Ich weiß außerdem nicht, welchen Sinn es machen soll, mit einem Impfstoff gegen ein Virus zu impfen, das man zu diesem Zeitpunkt noch gar nicht kennt, z.B. bei der sogenannten Grippeschutzimpfung. Alle Patienten, die ich erlebe, haben hinterher gesundheitliche Probleme, die sie vorher nicht hatten.

Ein besonderes Kapitel ist die noch relativ neue, sehr teure HPV-Impfung mit einem Impfstoff, dessen Wirkung bis zur Stunde nicht korrekt nachgewiesen ist und der schon zahlreiche Todesfälle verursacht hat. Interessanterweise kommt die Empfehlung, junge Mädchen impfen zu lassen, von einer Kommission, deren Vertreter alle in Entscheidungsgremien bei der Pharmaindustrie sitzen. Es geht also wieder einmal schlicht und einfach ums Geschäft und dafür nimmt man auch Todesfälle in Kauf. Erschreckend finde ich, dass ein großer Teil der in Frage kommenden Zielgruppe inzwischen bereits geimpft wurde. Wieso lassen wir uns immer alles verkaufen, ohne es zu hinterfragen? Die Ärzte sind keine Halbgötter, sondern auch nur Menschen. Informieren Sie sich und entscheiden Sie selbst. Die kompetenteste Internetseite, die ich zu diesem Thema kenne, ist: www.impf-report.de

Weitere Blockaden entstehen später dann durch schulmedizinische Medikamente wie Cortison oder Hormonbehandlungen, auch durch die immer noch weit verbreiteten Hormonpflaster. Inzwischen hat sich aber wohl auch in der Schulmedizin die Erkenntnis durchgesetzt, dass die Verabreichung künstlicher Hormone nur negative Wirkungen hat. Nach meiner Meinung gehen wir viel zu leichtfertig mit diesen Dingen um. Ich stelle immer wieder Frauen - auch nach Total-Operationen - auf pflanzliche Hormone um. Sie fühlen sich in den allermeisten Fällen danach deutlich besser. Synthetische Hormone sind nicht zuletzt auch ein großes Umweltproblem. Hormone sind bekanntlich nur Botenstoffe. Sie passieren den Körper unverändert. So landen sie dann im Grundwasser und in der Nahrungskette. Es ist eine Tatsache, dass so die Männer durch weibliche Hormone zunehmend unfruchtbar werden.

Die Schulmedizin geht davon aus, dass bei jeder Insuffizienz zwangsläufig die zu wenig vorhandenen Stoffe substituiert werden müssen. In der Praxis ist das aber keineswegs so. So musste ich mich selbst vor ca. 20 Jahren wegen eines Knotens einer Schilddrüsenoperation unterziehen. Es wird gesagt, man müsse in diesem Fall lebenslang Schilddrüsenhormone einnehmen.

Tatsächlich habe ich diese aber nach ein oder zwei Jahren von einem Tag zum anderen abgesetzt, weil es mir einfach nicht einleuchten wollte (Bitte nicht nachmachen!). Vor einigen Jahren habe ich dann meine Schilddrüse per Ultraschall untersuchen lassen. Der Arzt bestätigte mir, dass das Organ eine völlig normale Größe hätte. Die Schilddrüse wird bekanntlich bei der OP wegen der Nebenschilddrüsen nicht total entfernt. Der verbleibende Rest des Organs kann im Laufe der Jahre wieder zu normaler Größe regenerieren, was weitgehend unbekannt ist.

Für mich war das eine ganz wichtige Erfahrung und die Erkenntnis, dass wir nicht immer alles glauben sollten, was man uns sagt. So kommen laufend Patienten in meine Praxis, die auch ohne OP wegen irgendwelcher Störungen jahrein jahraus Schilddrüsenhormone einnehmen, was ich für falsch halte. Der Schilddrüse wird so keine Gelegenheit gegeben, sich selbst zu regenerieren. Ich glaube, wir unterschätzen oft die Möglichkeiten, über die der Körper verfügt. Wir sollten der Natur nicht so oft ins Handwerk pfuschen. Wir greifen überall bedenkenlos in das körperliche System ein, ohne genau zu wissen, was wir überhaupt tun, und der Körper hat alle Hände voll zu tun, das wieder zu regulieren. Und gerade das Hormonsystem - besonders bei Frauen - ist ein ganz sensibles System, das an allen Lebensvorgängen beteiligt ist. Ein Eingriff in dieses System ist für mich nur unter ganz bestimmten Voraussetzungen zulässig.

In diesem Zusammenhang möchte ich auch noch den weit verbreiteten Einsatz von Mitteln gegen zu hohen Blutdruck und zu hohe Cholesterinwerte erwähnen. In beiden Fällen arbeiten wir eigentlich rein symptomatisch und oft gegen den Körper, der ja nicht ohne Grund die entsprechenden Werte erhöht. Man sollte daher auch hier nach der Ursache forschen und nicht einfach nur die Symptome behandeln.

SANUM-Therapie nach Enderlein: Therapiepläne/Praxisfälle

Sie werden sehr schnell feststellen: Akute Fälle sind mit SANUM - Therapie meistens schnell und leicht beeinflussbar. Schwierig sind nur chronische Erkrankungen und ältere, reaktionslose Patienten. Erstverschlimmerungen sind ebenso erwünscht, wie Rückschläge oder ein gewisser Therapiestillstand normal sind. Das Leben verläuft nie linear, sondern immer mit Höhen und Tiefen. Wenn die Therapie stagniert, taucht meistens eine weitere Therapieblockade auf.

So ist es für mich kein Problem, wenn Patienten mit zahlreichen körperlichen Problemen zu mir kommen, die ohne Erfolg schon mehr oder weniger alle erdenklichen Behandlungen hinter sich haben. Im Gegenteil, das ist dann eine richtige Herausforderung und die Möglichkeit zu zeigen, was die SANUM-Therapie und ergänzende Naturheilverfahren zu leisten vermögen. Es ist oft einfacher, solche Patienten zu behandeln, als Patienten, die eigentlich überwiegend psychische Probleme haben.

In der Regel kommt ein Patient mit einem bestimmten Problem. Wir arbeiten dann eine Weile daran und er fühlt sich meistens auch besser. Trotzdem sind wir aber beide nicht ganz zufrieden und suchen daher nach Ursachen, die eine weitere Heilung blockieren. So beginne ich vielleicht mit einer Darmtherapie, behandle dann die Nasennebenhöhlen, dazwischen arbeite ich mit Immuntherapie oder schicke den Patienten - zuletzt, manchmal aber auch zuerst - zum Zahnarzt. Das wäre aus meiner Sicht eine richtig ganzheitliche Arbeit, die durchaus ein oder zwei Jahre benötigen kann, aber irgendwann geht es dem Patienten dann richtig gut!

Wobei jeder Therapeut verständlicherweise mit dem Handwerkszeug arbeitet, das ihm zur Verfügung steht und das er beherrscht. Kolleginnen und Kollegen, die mit TCM oder klassischer Homöopathie arbeiten, werden ganz anders an das Problem herangehen als ich. Die nachfolgenden Therapiepläne sollen daher auch nur eine Anregung darstellen, wie man die SANUM-Therapie bei in der Praxis häufig vorkommenden Fällen erfolgreich anwenden kann. Wichtig ist mir dabei das Verständnis. Sie bekommen von mir daher auch keine fertigen "Kochrezepte".

Ursachen für Kopfschmerzen

- Veranlagung / Disposition
- Wetterfühligkeit / Hitze oder Kälte
- Migräne
- Halswirbelsäulen (HWS) - Probleme
- Genussmittel (Alkohol, Kaffee, Schokolade)
- Stoffwechselstörungen / Störungen des Hormonsystems
- Darmprobleme
- Zahnprobleme (Bimetallsituationen, z.B. Amalgam + Gold)
- Belastungen am Arbeitsplatz
  (Anstrengung, PC-Bildschirm, Licht, Luft, Chemie usw.)

Die Behandlungsmöglichkeiten im Rahmen der SANUM-Therapie finden Sie unter den jeweiligen Themen.

<u>Therapie:</u> Migräne

Migräne-Therapie ist ein sehr interessantes Thema. Viele Menschen leiden unter Migräne. Die Schulmedizin sagt, dass da oft nichts zu machen ist und dass die Beschwerden im Alter irgendwann von alleine, oder bei Frauen nach den Wechseljahren, verschwinden werden. Das ist natürlich kein Trost, wenn man 25 oder 30 Jahre alt ist. Es ist überraschend, wie gut man diesen Patienten oft mit Neuraltherapie helfen kann. Normalerweise ist aber auch hier eine Darmsanierung (Milieusanierung) der erste Schritt.

Viele Patienten haben eine sogenannte "Aura", d.h. eine Ahnung, wenn sich das Problem aufbaut. Mit diesen Patienten vereinbare ich dann, dass sie sofort, also bei den ersten Anzeichen, zu mir kommen. Das kann durchaus auch am Samstagabend oder am Sonntagmorgen sein. Ich quaddle dann die Mittel nach dem folgenden Plan intracutan an bestimmte Punkte und zusätzlich an alle Triggerpunkte am Kopf.

Es ist ganz wichtig, dass Sie keinen einzigen Schmerzpunkt übersehen, da jeder einzelne dieser Punkte das Problem wieder komplett aufladen kann. Man muss sich für diese Arbeit daher die erforderliche Zeit nehmen, den Kopf sorgfältig mit beiden Händen abtasten und zusätzlich auch durch den Patienten abtasten lassen. Man kann mit dieser Therapie erreichen, dass die Anfälle in immer längeren Intervallen auftreten, immer schwächer werden und irgendwann ganz ausbleiben. Sie werden erleben, dass man den meisten Migränepatienten so richtig gut helfen kann, wenn nicht andere Ursachen im Hintergrund mit verantwortlich sind, z.B. HWS-Probleme, Darmprobleme oder zyklusbedingte Probleme bei Frauen. Diese sollten dann natürlich sinnvollerweise oft zuerst behandelt werden.

Therapieplan: **Migräne**

Mittel:	**UTILIN**, **RECARCIN**, **LATENSIN** 2 x wöchentlich 1 Kapsel abwechselnd
	MUCOKEHL D5 + **SANUVIS**, **Traumeel S** Procain 1%
Therapie:	i.c. quaddeln an alle Migränepunkte im Gesicht und alle Triggerpunkte am Kopf
zusätzlich:	Kontrolle und Behandlung von HWS, Leber-Galle und Unterleib, Darmsanierung

Therapie: **Tinnitus**

Erfolgversprechend ist die Therapie immer bei einem neu auftretenden Geräusch. Wichtig ist dabei, ob es gelingt, das Geräusch in irgendeiner Weise zu beeinflussen. Jede Änderung, also z.B. in bezug auf Tonhöhe, Art des Geräusches, Lautstärke usw. ist entscheidend. Falls irgendeine Änderung eintritt, ist das Problem meist gut behandelbar. Wenn keine Änderung erfolgt, oder wenn das Geräusch schon länger besteht, sind die Chancen eher gering.

Therapieplan: **Tinnitus**

Mittel:	**UTILIN**, **RECARCIN**, **LATENSIN** 2 x wöchentlich 1 Kapsel abwechselnd
	Cantharidenpflaster oder - **Salbe** hinter dem Ohr anbringen (→ Cantharidenpflaster)
24 Stdn. später:	Kontrolle, ob sich das Geräusch verändert hat. Falls sich eine Blase gebildet hat, Blaseninhalt mit Spritze aufziehen und mit Colibiogen in Mischspritze i.m. injizieren
danach:	**MUCOKEHL D5** + **SANUVIS**, Procain 1% 1 x wöchentlich am Mastoid, hinter und vor dem Ohr quaddeln
	SANKOMBI D5 2 x täglich am Mastoid einreiben

Bei Tinnitus arbeite ich grundsätzlich mit Cantharidenpflaster nach dem folgenden Plan:

Am ersten Tag bringen Sie das Pflaster an. Am nächsten Tag entfernen Sie es, und injizieren den Inhalt der Blase, die sich inzwischen gebildet hat, gemischt mit einer Ampulle Colibiogen intramuskulär. Gleichzeitig spritzen Sie eine Ampulle MUCOKEHL D5 i.c. an das Mastoid. Wenn sich das Geräusch bis zu diesem Zeitpunkt irgendwie geändert hat, haben Sie gute Erfolgschancen. Je nach Einschätzung der Situation behandeln Sie weiter.

Im Normalfall spritzen Sie danach weiterhin wöchentlich je 1 Ampulle Procain und 1 Ampulle MUCOKEHL D5 in einer Spritze an drei verschiedene Punkte um das Ohr herum, insgesamt 10 Wochen lang. Bei erfolgreicher Therapie wird in dieser Zeit das Geräusch sich verändern, eventuell vorübergehend verschwinden und wiederkommen, oder irgendwann ganz verschwinden.

Wenn Sie nicht injizieren, lassen Sie stattdessen den Patienten täglich einige Tropfen SANKOMBI D5 am Mastoid einreiben.

Cantharidenpflaster

zur Lymphausleitung bei Tinnitus, Gelenkergüssen, Ischialgien, WS-Problemen, Unterleibsproblemen usw.

Material:

- Cantharidensalbe stark
- Cantharidensalbe mild
- Holzspatel
- Zemuko Zellstoff-Vlies-Kompresse 10 cm x 2 m
- sterile Mullkompressen in versch. Größen
- Leukosilk 2,5 cm und 1,25 cm
- Zinkoxid-Wundpuder

Rezeptur Salbe:

Cantharidensalbe stark	Cantharidensalbe mild
Cantharidispulver 16,25	Tinc cantharidis 10,0
Ac. aceticum 1,25	Oleum arachidis 2,0
Oleum terebint. 6,96	Adeps benzoaticum 2,0
Cera alba 8,15	Cera flava 1,0
Adeps benz. 9,29	Ung. molle ad 50,0
Colophonium 8,13	

Anwendung:

1. je nach Bedarf max. 5 x 5 cm großes Stück Vlies ca. 1 mm stark mit Cantharidensalbe "stark" bestreichen, darüber eine dünne Schicht Cantharidensalbe "mild".
2. auf die entsprechende Stelle auflegen und gut mit Leukosilk abkleben
3. nach 24 Std. entfernen, Blaseninhalt mit 20er-Nadel aufziehen und mit 1 Amp. Colibiogen od. Lymphomyosot N i.m. injizieren
4. Haut möglichst vollständig entfernen und mit steriler Kompresse und Vlies versorgen. Wenn es stark nässt, Kompresse mehrfach wechseln.

Therapie: Kinderinfekte aller Art

Es gibt nur wenige Krankheitsprobleme, bei denen die SANUM-Therapie so absolut zuverlässig und erfolgreich anzuwenden ist. Gerade bei Kindern ist es wichtig, sie von den ersten Lebenstagen an richtig zu behandeln und so die Weichen für eine gesunde Entwicklung zu stellen. Stattdessen werden schon Säuglinge und Kleinkinder heutzutage mit Impfungen, Antibiotika und Immunsuppressiva wie *Imurek®* traktiert. Wenn Sie nach dem folgenden Plan handeln, werden Sie und alle Eltern, an die Sie das weitergeben, ihre helle Freude haben. Dabei interessiert es relativ wenig, welcher Art der vorliegende Infekt ist. Diese Therapie ist daher gleichzeitig auch ein Paradebeispiel dafür, dass die SANUM-Therapie weitgehend unspezifisch anzuwenden ist, was alles einfach und überschaubar macht.

Therapie: täglich wechselnd, jeweils 4-5 Tropfen,
bei Kindern bis zu 1 Jahr 2-3 Tropfen, unter die Zunge geben

1. Tag: morgens und abends — **NOTAKEHL D5**, **MUCEDOKEHL D5**

2. Tag: morgens und abends — **MUCOKEHL D5**, **NIGERSAN D5**

oder — **SANKOMBI D5** (Mischung MUCOKEHL + NIGERSAN)

3. Tag: wie 1. Tag

4. Tag: wie 2. Tag

usw.

Nach Abklingen des Infekts mindestens 1 Woche lang fortsetzen!

Bei häufigen Infekten empfiehlt sich die Durchführung eines etwas umfangreicheren Therapieplans, den Sie auf Wunsch von uns erhalten können. Nach einiger Zeit werden die so behandelten Kinder immer seltener und auch immer kürzer an den sonst üblichen Infekten leiden. Ganz erstaunlich ist für mich auch immer wieder die Bereitschaft kleiner Kinder, ihre "Tröpfchen" zu nehmen. Viele Erwachsene könnten sich daran ein gutes Beispiel nehmen.

Therapie: HNO-Infekt / Grippaler Infekt

1. Tag: **NOTAKEHL D5** + **MUCEDOKEHL D5** + Heel Lymphomyosot N

zusätzlich:

Heel Mucosa comp.	(bei grippalem Infekt)
Heel Pulmo suis	(bei Lungenbelastung)
Heel Sinusitis Nosode-Injeel	(bei Beteiligung der Nasennebenhöhlen)

Anwendung: Ich teste grundsätzlich mit dem Biotensor, welche Mittel der Patient benötigt und injiziere dann je 1 Amp. in einer Mischspritze i.v.

2. Tag: Erneuter Test und Injektion der erforderlichen Mittel

3. Tag: Erneuter Test, Therapie mit den getesteten Mitteln fortsetzen, die Intervalle verändern oder bei negativem Test beenden.

Wichtig:

- Je schneller Sie auf den Infekt reagieren, desto größer sind die Erfolgsaussichten. Ich behandle die betroffenen Patienten daher auch am Wochenende.
- Ich bestelle die Patienten in akuten Fällen täglich, verlängere die Intervalle dann entsprechend dem Verlauf der Erkrankung, zuerst auf alle 3-4 Tage, später einmal wöchentlich usw.
- Reagieren Sie bitte nicht auf die Symptomatik des Patienten, sondern nur auf Ihren Test!

  Ich erlebe es immer wieder, dass noch Restsymptome bestehen, der Test aber einen weiteren Einsatz von Mitteln nicht für erforderlich hält. Ich verstehe das dann so, dass der Körper die Restprobleme alleine aufarbeiten kann. Andererseits ist es aber ganz wichtig, die Therapie solange fortzusetzen, bis keine Mittel mehr positiv getestet werden.
- Bei Kindern ist die Anwendung der gleichen Mittel auch in Tropfenform möglich. (1 x 8 Tropfen oder 1 - 2 Tabletten täglich)

Infekte aller Art haben in der täglichen Praxis einen hohen Stellenwert. Viele Patienten kennen in dieser Situation leider nur Antibiotika und keine anderen - besseren - Möglichkeiten. Ich höre dann immer wieder: "Ich kann es mir nicht leisten, längere Zeit krank zu sein!" Aus 25 Jahren Erfahrung kann ich nur sagen: Antibiotika schaffen zwar eine oberflächliche Erleichterung, der Preis dafür ist aber, dass so aus akuten, gut behandelbaren Erkrankungen, chronische Verlaufsformen entstehen. Gleichzeitig wird das Immunsystem nachhaltig geschwächt. Mit unserer Art der Behandlung stärken wir dagegen das Immunsystem und erreichen so, dass Patienten, die immer wieder unter HNO-Infekten, grippalen Infekten, Blasenentzündungen u.v.m. zu leiden haben, irgendwann überhaupt nichts mehr haben. Das geht aber leider nicht von heute auf morgen, sondern beansprucht oft einige Jahre konsequenter, therapeutischer Vorgehensweise.

Therapie: chronische Sinusitis

Dieses Thema halte ich für ganz besonders wichtig. Schätzungsweise zwei Drittel der Bevölkerung leiden jahre- oder jahrzehntelang unter einer chronischen Sinusitis, meist als Folge nicht vollständig ausgeheilter oder antibiotika-behandelter Nasennebenhöhlen-Infektionen. Viele haben sich schon so an das Problem gewöhnt, dass es für sie zur Normalität geworden ist. Sie erwähnen es daher im Verlauf der Erstanamnese auch gar nicht mehr.

Tatsache ist aber, dass der Körper es nur notdürftig unterdrückt, aber nicht gelöst hat. Ich frage deshalb grundsätzlich in der ersten Anamnese gezielt nach Nasennebenhöhlenproblemen, um es nicht zu übersehen. Jeder kleine Schnupfen birgt in sich die Gefahr, als Superinfektion in Form einer Sinusitis chronisch zu werden. Die Behandlung mit falschen Mitteln, vor allem mit Antibiotika, erhöht das Risiko noch zusätzlich.

Da eine chronische Sinusitis permanent die Körperabwehr beschäftigt, steht diese für andere Anforderungen nicht mehr in vollem Umfang zur Verfügung. Ältere Patienten haben oft noch weitere chronische Erkrankungen. Die körperliche Regulationsfähigkeit und die Körperabwehr sind daher in hohem Maße durch vielfältige Störungen gebunden. Alle diese Störungen können unter Umständen massive Therapieblockaden darstellen. Der Körper lässt sich dann oft gar nicht oder nur schwerlich auf noch so gute therapeutische Bemühungen ein.

Therapieplan: chronische Sinusitis

Mittel: **UTILIN**, **RECARCIN**, **LATENSIN**
2 x wöchentlich 1 Kapsel abwechselnd

NIGERSAN D5, **SANKOMBI D5**, **NOTAKEHL D5**
je 5 Tropfen täglich in jedes Nasenloch ziehen

zusätzlich: Heel Autosanguis-Eigenblut-Behandlung

mit Traumeel S, Mucosa comp.,Lymphomyosot N, Sinusitis Nosode
2 x wöchentlich nach Anweisung (→ Autosanguis Heel)

Nasale Reflex-Therapie nach Dr. Krack
1 - 2 x wöchentlich (→ Nasale Reflex-Therapie)

Urintherapie mit Wattestäbchen (eventuell täglich!)

Darmsanierung nach Plan (→ Darmsanierung)
(Die NNH und die Zähne sind ein bevorzugter Ort
für Toxinverschiebungen aus dem Darm!)

nach Dr. Rau: Patient in Rückenlage, Kopf so tief lagern,
dass nichts den Rachen hinunter läuft

je 1 Amp. **NOTAKEHL D5**, Traumeel S, Mucosa comp.
mit NaCl auf 10 ml auffüllen

je 5 ml mit Spritze ohne Kanüle oder Pipette in jedes Nasenloch,
bzw. blockierten Nasengang

nach 5-10 Min. in gleicher Form:
SANKOMBI D5, **FORMASAN**, Coenzyme comp. Heel

Autosanguis-Behandlung Heel

Neben der Nasalen Reflex-Therapie nach Dr. Krack (→ Nasale Reflex-Therapie) ist die Heel Autosanguis-Behandlung meine bevorzugte Therapie bei einer chronischen Sinusitis. Es handelt sich dabei um eine potenzierte Eigenblutbehandlung nach Dr. Reckeweg mit homöopathischen Mitteln der Firma Heel.

Die Behandlung wird wie folgt durchgeführt:

1. Schritt:

Man zieht mit einer 5 ml-Spritze eine Ampulle Traumeel S auf. Mit der gleichen Spritze zieht man dann ca. 0,5-1 ml Blut aus einer Vene in der Armbeuge und injiziert beides zusammen anschließend direkt in diese Vene. Dabei lässt man einen Rest von ca. 0,1 ml in der Spritze.

2. Schritt:

Mit derselben Spritze zieht man 1 Ampulle Heel Mucosa comp. auf, dazu 1 ml Luft und schüttelt das Ganze zehnmal. Nach Entfernen der Luft werden die Mittel in eine Pobacke intramuskulär injiziert. Dabei lässt man wieder 0,1 ml in der Spritze.

3. Schritt:

Man zieht die restlichen beiden Ampullen Heel Sinusitis Nosode und Lymphomyosot N auf, verfährt wie vorher und spritzt alles zusammen in die andere Pobacke. Mit dieser Behandlung haben wir somit einen Reiz an drei verschiedenen Stellen.

Therapieplan Autosanguis-Behandlung Heel

1.	-1 Amp. **Traumeel S** in einer 5 ml - Spritze aufziehen - die Spritze in eine Vene einführen - 0,5 ml Blut aus der Vene ziehen - alles zusammen sofort direkt in die Vene reinjizieren - 0,1 ml in der Spritze lassen
2.	in derselben Spritze - 1 Amp. **Mucosa comp. Heel** aufziehen - dazu 1 ml Luft - 10 x verschütteln - Luft entfernen - i.m. in Pobacke injizieren - 0,1 ml in der Spritze lassen
3.	in derselben Spritze - 1 Amp. **Lymphomyosot N Heel** und 1 Amp. **Sinusitis-Nosode-Injeel** aufziehen - dazu 1 ml Luft - 10 x verschütteln - Luft entfernen - i.m. in die andere Pobacke injizieren

Therapiedauer: 2 x pro Woche, insgesamt 10 x (falls erforderlich, wiederholen)

zusätzlich: Luffa Nasenspray DHU

Zusätzlich zu jeder medikamentösen Therapie arbeite ich immer mit der Nasalen Reflex-Therapie nach Dr. Krack, die ich Ihnen sehr ans Herz legen möchte. Falls das Problem danach immer noch nicht gelöst sein sollte, gibt es weitere Möglichkeiten, wie die erwähnte Therapie nach Dr. Rau. Ziel sollte es sein, den Körper immer wieder auf neue Art und Weise zu reizen, und ihn so zu veranlassen, das chronische Problem zu bearbeiten. Lassen Sie einfach nicht locker, bis das bestehende Problem vollständig gelöst ist. Das kann durchaus auch Jahre dauern! Denken Sie dabei vor allem auch an die Zähne!

Nasale Reflex-Therapie

Mit der Nasalen Reflex-Therapie (NR-Therapie) nach Dr. Niels Krack lassen sich zahlreiche Probleme im ganzen Körper über die Reflexzonen der Nase erfolgreich behandeln. Ich werde mich hier auf die praktische Anwendung der Nasalen Reflex-Therapie bei der chronischen Sinusitis konzentrieren, da sie sich bei der Therapie dieser Krankheit in unserer Praxis seit vielen Jahren außerordentlich bewährt hat.

Falls Sie das Glück haben, ein antiquarisches Exemplar des Buches von Niels Krack ("Die Nasale Reflex-Therapie", Haug-Verlag) zu finden, sollten Sie es unbedingt lesen. Es führt Sie - neben einer umfassenden Information über die therapeutischen Möglichkeiten der Behandlung - in eine Zeit der Medizin, die - Gott sei Dank - doch weitgehend hinter uns liegt. Manche Formulierungen sind für uns heute erheiternd, andere eher erschreckend: *„Der Kranke sitzt...ruhig, gefasst und gottergeben da. Die erforderlichen Befehle sind gegeben."* Oder an anderer Stelle: *„Derweil man so den Widerstand des Kranken bricht..."* Es gibt aber heutzutage auch noch Ärzte, die zu ihren Patienten sagen: "Sie reden nur, wenn Sie gefragt werden!"

Leider kursieren auch über diese nützliche und bei korrekter Anwendung völlig problemlose Behandlungsmethode immer wieder wahre Schauermärchen. Zum Teil sind das wie üblich Gerüchte, zum anderen Teil ist es aber auch das Resultat „fachlicher" Information durch Therapeuten, die sich überhaupt noch nie mit dieser wirklich segensreichen Therapie beschäftigt haben. (Das gilt in gleicher Form entsprechend auch für die Colon-Hydro-Therapie.) Jede Therapie birgt ihre Risiken bei unsachgemäßer Anwendung. Daher sollte man auch bei der NR-Therapie mit der gebotenen Sorgfalt vorgehen. Ich habe jedenfalls in 25 Jahren Praxis mit der NR-Therapie zahllose Erfolge und keinerlei Probleme oder Zwischenfälle erlebt.

Mit Hilfe der NR-Therapie lassen sich chronische Sinusitiden erfolgversprechend behandeln. Durch die Behandlung und die Wirkung der speziellen Mischung ätherischer Öle lösen sich alte Verkrustungen. Die Schleimhäute in der Nase und die Öffnungen zu den Nasennebenhöhlen werden freigelegt. Meistens spüren die Patienten schon nach der ersten Behandlung eine spontane Erleichterung. Ich kenne keine andere Methode, mit der das erreichbar ist. Zusätzlich kann man vorbeugend verhindern, dass immer wieder neue Infektionen erfolgen.

Von großer therapeutischer Bedeutung ist auch die Verbindung Darm - Nebenhöhlen - Zähne. So ist bei Darmproblemen sehr oft gleichzeitig auch eine chronische Sinusitis anzutreffen. In der Praxis bedeutet das dann, dass die Darmtherapie nicht erfolgreich sein kann, bevor es gelingt, das Problem „chronische Sinusitis" zu lösen.

Für eine erfolgreiche Durchführung der NR-Therapie ist es unbedingt erforderlich, dass Sie Ruhe ausstrahlen und Vertrauen einflößen. Viele Patienten mit chronischen Nasennebenhöhlen-Problemen sind im Bereich ihrer Nase so hoch sensibilisiert, dass sie kaum noch bereit sind, jemanden da dran zu lassen. Fuchteln Sie daher bitte vor der Behandlung auch nicht mit dem Watteträger in der Gegend herum. Das würde den Patienten nur erschrecken! Betreiben Sie eine ruhige und sachliche Aufklärung des Patienten. So informiere ich den Patienten vor der Behandlung anhand einer kleinen Skizze über das Naseninnere, was ich zu tun beabsichtige.

Gleichzeitig versuche ich, jede Anspannung von ihm zu nehmen, indem ich darauf hinweise,

- dass ich die Behandlung sehr vorsichtig und ohne jede Anwendung von Gewalt durchführen werde
- dass ich sehr genau spüren werde, wenn es für ihn schmerzhaft ist, und entsprechend darauf reagieren werde
- dass ich frühzeitig erkennen werde, wenn er niesen muss, und rechtzeitig den Watteträger aus der Nase zurückziehen werde

Besonders der letzte Punkt ist sehr wichtig und muss daher unbedingt erwähnt werden.

In der Regel behandle ich die Patienten einige Male in unserer Praxis, und zwar ein- bis zweimal pro Woche. Eine häufigere Behandlung halte ich nicht für notwendig und auch nicht für sinnvoll, da die Schleimhäute der Nase zu sehr gereizt würden. Bei lange bestehenden chronischen Sinusitiden händige ich dem Patienten anschließend eine Flasche Nasenreflexöl aus, erkläre ihm sorgfältig, wie er die Behandlung selbst ein- bis zweimal pro Woche durchführen kann. Der Patient benutzt dazu handelsübliche Wattestäbchen. In seltenen Fällen und bei einer sehr kleinen, engen Nase erhält der Patient eventuell auch einen Watteträger von uns. Die Gesamtbehandlung sollte solange fortgeführt werden, bis keinerlei Restprobleme mehr bestehen, d.h. bis die Nasennebenhöhlen völlig symptomfrei sind. Wie schon gesagt: Das kann Jahre dauern!

Eine interessante Ergänzung der NR-Therapie mit ätherischem Nasenreflexöl ist die Behandlung mit Eigenurin. Voraussetzung ist logischerweise, dass keine Harnwegsinfektion besteht. Es wäre wenig sinnvoll, die Bakterien aus den Harnwegen in die Nase zu transportieren. Zur Anwendung nimmt man nur Morgenurin, und zwar vom ersten Strahl, da er die meisten wichtigen Substanzen enthält. Die Urintherapie ist im Prinzip eine Reiztherapie und daher geeignet, chronische Zustände positiv zu beeinflussen. Ich lasse die Patienten die NR-Therapie oft zweimal pro Woche mit Nasenreflexöl und an den übrigen Tagen mit Eigenurin durchführen und zwar solange, bis das Problem endgültig gelöst ist.

Wichtig ist auch der Hinweis an die Patienten, bei einem zukünftigen Schnupfen sofort nach dem Abschwellen der Schleimhäute in der beschriebenen Weise mit der NR-Therapie zu beginnen und diese solange fortzusetzen, bis die Nase völlig symptomfrei ist. Damit kann eine erneute Infektion der Nasennebenhöhlen zuverlässig verhindert werden.

Praxis: Nasale Reflex-Therapie bei chronischer Sinusitis

Material:

- Watteträger (Methatec, Neu-Ulm, Art. Nr. 36052)
- Verbandwatte
- Nasen-Reflex-Öl mite (Noltemeyer-Apotheke, 30659 Hannover, Tel. 0511-6476789)
- Vaseline
- Papiertaschentücher

Vorbereitung:

1. Ein kleines bisschen Watte wird vorsichtig so auseinander gezupft, dass ein zusammenhängendes feines Vlies entsteht. Größe ca. 3 x 1,5 cm. Dieses Vlies wird mit starkem Druck zwischen Daumen und Zeigefinger der linken Hand und einer drehenden Bewegung der rechten Hand auf den Watteträger aufgewickelt. Dabei sollten zum Schutz der Schleimhaut in der Nase an der Spitze ca. 0,5 cm des Vlieses überstehen.

   Achtung: Der so auf dem Watteträger entstandene Tampon muss absolut fest und sicher sitzen und darf sich keinesfalls verschieben lassen! Ein sich dennoch während der Behandlung in der Nase lösender Tampon muss sofort mit Hilfe eines Nasenspeculums entfernt werden!

2. Der Tampon wird dann mit einigen Tropfen NR-Öl gut angefeuchtet. Sie können ihn auch direkt in die Flasche tauchen, was aber voraussetzt, dass Sie für jeden Patienten eine separate Flasche Nasenreflexöl verwenden.

Die Therapie:

1. Der Patient sitzt auf einem normalen Stuhl.

2. Sie treten hinter die Stuhllehne, geben dem Patienten ein Papiertaschentuch in die linke Hand, und fassen mit Ihrer linken Hand seine rechte. Dann legt der Patient seinen Kopf in Ihren linken Arm und an Ihre Brust. Er sollte sich in dieser Position sicher und geborgen fühlen. Auf der anderen Seite spüren Sie so ganz genau jede kleine Anspannung des Patienten und können darauf entsprechend reagieren.

   Dieser Augenblick ist entscheidend für den weiteren Verlauf der Behandlung: Der Patient spürt jetzt sehr genau Ihre eventuelle Anspannung und wird darauf entsprechend seinerseits mit Anspannung, eventuell sogar mit Angst reagieren! Andererseits können Sie seine fast zwangsläufig bestehende Anspannung auflösen, wenn Sie Ruhe und Vertrauen ausstrahlen.

3. Bitten Sie den Patienten mit ruhiger Stimme, während der Behandlung durch den offenen Mund zu atmen.

4. Fragen Sie den Patienten, mit welcher Nasenseite er mehr Probleme hat. Beginnen Sie immer mit der besseren Seite.

5. Halten Sie den Watteträger leicht und locker zwischen Daumen und Zeigefinger. So haben Sie am meisten Gefühl. Halten Sie sich nicht krampfhaft an dem Watteträger fest! Der Patient würde das sofort spüren und nicht bereit sein, die Behandlung fortzusetzen!

6. Führen Sie jetzt den ölgetränkten Watteträger zuerst in den mittleren Nasengang ein (Skizze: Pos. 1). Die Richtung ist ziemlich genau waagerecht, wenn der Patient den Kopf aufrecht und gerade hält. Sowie Sie auf einen Widerstand stoßen, drehen Sie den Watteträger vorsichtig hin und her. Nach einiger Zeit gelangen Sie so deutlich spürbar in den freien Raum des Rachens.

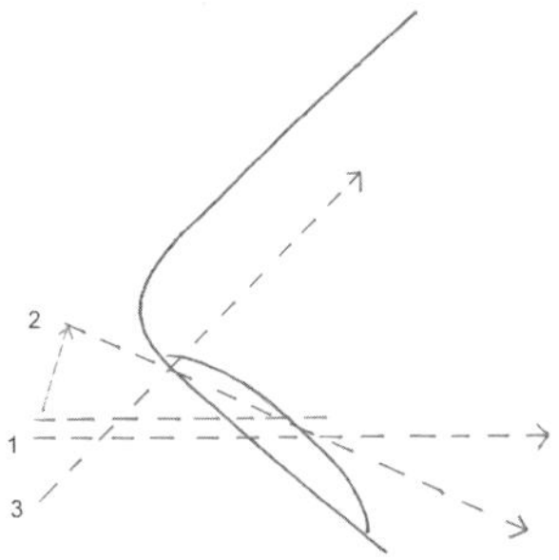

   Danach ziehen Sie den Watteträger langsam zurück, wobei Sie an allen verengten Stellen durch Drehen und Hinundherbewegen eine leichte Massage ausüben. Nachdem Sie dem Patienten einen Moment der Entspannung gegönnt haben, verfahren Sie in der gleichen Weise mit dem unteren Nasengang (Skizze: Pos. 2). Dieser ist besonders wichtig, da sich in ihm zahlreiche Reflexzonen für Unterleib, Magen - Darm, Leber, Pankreas, Kopf, Augen, Ohren und Atmungsorgane befinden. Alle Störungen in diesen Bereichen können daher durch Stimulieren der Reflexzonen in der Nase behandelt werden. Sie sollten sich daher für die Behandlung des unteren Nasenganges etwas Zeit nehmen. Die Richtung für den Watteträger finden Sie, wenn Sie ihn ein kurzes Stück in die Nase einführen, ihn dann deutlich am Griffende anheben und in dieser Richtung weiterschieben. Auch dieser Gang führt in den freien Rachenraum.

   Zuletzt führen Sie den Watteträger langsam so weit in den oberen Nasengang (Skizze: Pos. 3) ein, bis Sie am Ende auf einen deutlichen Widerstand stoßen. Die Richtung ist parallel zum Nasenrücken. Das Einführen in diesen letzten Gang löst oft beim Patienten ein starkes Kitzeln oder einen Niesreiz aus. Seien Sie daher vorbereitet, den Watteträger in diesem Fall sofort aus der Nase zurückzuziehen. Oft fließen auch ein paar Tränen, auch bei Männern!

7. Das hier oder später auftretende Niesen ist therapeutisch erwünscht, da es körperliche und seelische Blockierungen löst. Oft ist schon das Niesen für die Patienten ein durchschlagendes, befreiendes Erlebnis.

8. Nach Durchführung der vorstehenden Therapieschritte verfahren Sie mit einem neu präparierten Tampon in gleicher Weise mit der anderen Nasenseite.

9. Nach Beendigung der Therapie geben Sie etwas Vaseline auf einen frisch präparierten Watteträger und massieren damit noch einmal kurz alle 6 Nasengänge. Das beruhigt die Schleimhäute und der Patient wird es daher als wohltuend empfinden.

zusätzlich: **Nasale Reflexsalbe** (Vaseline mit einigen Tropfen Nasenreflexöl vermischen) zur Eigenbehandlung durch den Patienten mit handelsüblichen Wattestäbchen.

Luffa Nasenspray DHU - Spray ist sehr wohltuend nach durchgeführter NR - Therapie und zwischen den Behandlungen. Es reizt die Nasenschleimhaut nicht und führt daher auch nicht zu Schäden, wie z.B. bei Anwendung normaler Nasensprays.

Praxisfall: chronische Sinusitis

Patient männlich, 47 J., schläft seit 10-15 J. fast überhaupt nicht (?), Druck im Kopf, NNH-Probleme (Druck und Gefühl, dass etwas den Rachen hinunterläuft), danach Blähungen, unregelmäßiger Stuhl

Dunkelfeld: „Darmrollen“ (starke Zusammenballung der Erythrozyten = Darmstörung), starke Symprotitaktivität (= Entzündung oder Infekt), zahlreiche kleine, aber belastete Granulozyten (= belastetes Immunsystem)

(→ Günter Weigel "Praxisleitfaden Dunkelfeld-Vitalblutanalyse“)

1. Therapie: Durchführung einer einzelnen NR - Behandlung nach Krack (→Nasale Reflex-Therapie), bringt sofortige Erleichterung. Patient muss zum 1. Mal seit vielen Jahren wieder niesen!

zusätzlich: **UTILIN**, **RECARCIN**, **LATENSIN**
2 x wöchentlich 1 Kapsel abwechselnd

Darmsanierung lt. Plan (→ Darmsanierung)**:**
10 x Colon-Hydro-Therapie + **SANUM**-Mittel, Mutaflor

Ernährungsumstellung lt. Blutgruppe 0 = keine Milchprodukte!

Nasale Reflex-Therapie mit **Nasenreflex-Öl mite**
(ein- bis zweimal wöchentlich) und mit

Eigenurin (täglich) durch den Patienten selbst mit Wattestäbchen

Patient fühlte sich deutlich besser, schlief gut, war aber nicht ganz zufrieden, da er zeitweise immer noch Probleme mit ablaufendem Sekret (Blähungen) hatte.

2. Therapie: **Heel Autosanguis** (10 x) mit Traumeel S (i.v.), Mucosa comp., Lymphomyosot N, Sinusitis Nosode (i.m.) (→ Autosanguis Heel)

Weitere Besserung, aber immer noch Restprobleme.
Eine erneute Anamnese ergab frühere Probleme: Mittelohrentzündung, Angina

<u>3. Therapie:</u> Injektion i.m.: **SANUKEHL Strep D5** (1 x)

Therapie nach **Dr. Rau**:
Patient in Rückenlage, Kopf etwas tiefer lagern

je 1 Amp. **NOTAKEHL D5**, Traumeel S, Mucosa comp.

mit NaCl auf 10 ml auffüllen

je 5 ml mit Spritze ohne Kanüle oder Pipette in jedes Nasenloch, bzw. blockierten Nasengang

<u>nach 5-10 Min.:</u>

20 Tropfen **SANKOMBI D5** und je 1 Ampulle **FORMASAN** und Coenzyme comp Heel in gleicher Form applizieren

Dem Patienten ging es deutlich besser. Es blieb aber immer noch ein Restproblem. Der nächste Schritt war nach erneuter Inspektion eine Zahnsanierung (Amalgam!)

<u>Therapie:</u> Pneumonie

Hier der Gesamtplan für die Behandlung. Diese Behandlung hat in zahlreichen Fällen in den vergangenen Jahren hervorragend funktioniert - ganz ohne Antibiotika! Und im Gegensatz zu einer Antibiotika-Behandlung erreichen Sie damit eine echte Heilung. Die Bakterien werden nicht in den Hintergrund verdrängt, wo sie als zellwandfreie Bakterien (cell wall deficient = CWD-Bakterien) ihr Unwesen treiben und zu chronischen Problemen führen können.

Die Patienten hätten es natürlich immer gern, dass sie eine Spritze bekommen und damit alles erledigt wäre. Leider ist es aber nicht möglich, einen jahre- oder gar jahrzehntelang falsch behandelten Krankheitsprozess so zu heilen. Man muss dem Patienten daher klar machen: entweder wir machen das jetzt endlich einmal richtig, oder er hat das Problem eben sein Leben lang, wobei es im Laufe der Jahre nicht besser, sondern eher schlimmer werden wird.

Wenn Sie es schaffen, Ihre Patienten konsequent mit SANUM - Therapie zu behandeln, werden diese nicht mehr bei jeder Gelegenheit Antibiotika nehmen, wodurch das Immunsystem im Laufe von ein oder zwei Jahren richtiggehend stabil wird. Auch abwehrschwache Patienten, die vorher dreimal im Jahr eine Grippe oder eine Bronchitis hatten, werden dann irgendwann gar nichts mehr haben. Zahlreiche Patienten, die ich so über Jahre hinweg bei den unterschiedlichsten Infekten behandelt habe, benötigen nie mehr Antibiotika. Viele Menschen reagieren heute auch allergisch auf Antibiotika, z.B. mit Durchfall, was besonders bei älteren Patienten mit einer Herzinsuffizienz schnell ein großes Problem werden kann.

Das Mittel NOTAKEHL im folgenden Plan wirkt dabei gegen den eigentlichen Erreger, also die Superinfektion. MUCOKEHL wirkt auf den im Hintergrund immer aktiven Endobionten, den *Mucor racemosus*. Das eigentliche Ziel jeder Therapie ist ja die Rückführung der pathogenen Endobiose. Daher auch der Einsatz beider Mittel.

Beachten Sie bitte auch hier, dass MUCOKEHL und NOTAKEHL nicht gleichzeitig eingesetzt werden dürfen, da sie sich abschwächen würden!

Therapieplan: **Pneumonie** (nach HP W. Prigge)

Hauptmittel			Ergänzende Mittel / Methoden
1. Tag:	**NOTAKEHL D5** Engystol N Pulmo suis injeel	Mischspritze je 1 Ampulle i.v.	**Heel Mischspritze i.v.:** Echinacea comp. Mucosa comp. Lymphomyosot N Coenzyme comp. **Neuraltherapie:** Procain 1% über den Rippenbogen und paravertebral quaddeln **Baunscheidtieren**
und	**NOTAKEHL D5** Engystol N Pulmo suis injeel	Mischspritze je 1 Ampulle ü. d. Rippenbo- gen quaddeln	
2. Tag:	wie 1. Tag		
3. Tag:	Pause		
4. Tag:	**MUCOKEHL D5** Traumeel S	Mischspritze je 1 Ampulle i.v.	
5. Tag:	Pause		
6. Tag:	**MUCOKEHL D5** Traumeel S	Mischspritze je 1 Ampulle i.v.	
7./8.Tag:	Pause		
9. Tag:	**MUCOKEHL D5** Traumeel S	Mischspritze je 1 Ampulle i.v.	

Falls erforderlich, Fortsetzung oder Wiederholung in gleicher oder angepasster Form. Bei eher chronischem Verlauf, zwischen NOTAKEHL + Engystol N und MUCOKEHL + Traumeel S hin und her wechseln. Bei Beteiligung der Nasennebenhöhlen im weiteren Verlauf statt Pulmo suis Heel Sinusitis Heel einsetzen.

Das vorstehende Therapieschema kann erfahrungsgemäß auch bei einer akuten, subakuten oder chronischen Bronchitis erfolgreich eingesetzt werden. Oft gelingt es damit, stagnierende Prozesse zu aktivieren und damit behandlungsfähig zu machen. (Cave: eventuell starke Reaktionen mit Fieber, Schwitzen usw.)

Therapie: Herz-Kreislauf-Probleme

Mittel: Mischspritze **MUCOKEHL D5** und **NIGERSAN D6**
1 x wöchentlich i.v. , 10 Wochen lang

zusätzlich: **Crataegus Cor Wala** oder **Cralonin Heel**

Wala- und Heel- Präparate eignen sich besonders gut zur Ergänzung der SANUM-Therapie.

Therapie: Ulcus cruris

Wenn Sie einen Patienten mit einer kleinen offenen Stelle am Unterschenkel haben, die nicht verheilen will, z.B. nach einer Verletzung an einer Hecke, dann lösen Sie das oft ganz schnell und einfach mit einigen MUCOKEHL-Injektionen. Injizieren Sie um die Wunde herum oder auch direkt hinein. Zusätzlich verschreiben Sie dem Patienten MUCOKEHL Salbe zur lokalen Anwendung.

Oft haben die Patienten das Problem aber schon jahrelang, ohne dass ihnen jemand helfen konnte. Die Schulmedizin versucht in der Regel nur, die offene Stelle zu schließen. Eine Lösung im Sinne einer Heilung ist das natürlich nicht. Die Wunde einfach schließen zu wollen, ist generell ein Fehler, ähnlich wie bei einer Fistel. Die Heilung muss von innen heraus erfolgen! Danach wird der Körper die Wunde von selbst verschließen.

In fortgeschrittenen Stadien schicke ich die Patienten zuerst zu einem Gefäßspezialisten, um die Durchblutungssituation abklären zu lassen. Bei schwerwiegenden arteriellen Durchblutungsstörungen ist therapeutisch kaum mehr etwas zu machen. Hier hilft oft nur noch ein operativer Eingriff. Auch bei Patienten mit starkem Übergewicht, Diabetes oder anderen Stoffwechselstörungen tut man sich erfahrungsgemäß schwer, solange es nicht gelingt, die Gesamtproblematik positiv zu beeinflussen.

So hatte ich vor Jahren eine Patientin in weit fortgeschrittenem Zustand. Beide Unterschenkel waren offen, geschwürig, teilweise nekrotisch. Ihr Nüchternblutzucker betrug 120-140. Ihr Arzt meinte dazu, das wäre nicht behandlungsbedürftig. Normalerweise mag das vielleicht ja auch zutreffen. In diesem speziellen Fall aber mit dieser Symptomatik eben nicht. Ich habe daher veranlasst, dass ihr erhöhter Blutzucker behandelt wird, da wir gegen diese Stoffwechselsituation keine Chance hatten.

Therapieplan: Ulcus cruris (auch bei Diabetes)

SANUM - Präparate	Ergänzende Mittel / Methoden
1. **Injektions – Therapie:** **MUCOKEHL D5** + **SANUVIS** + Procain 1 x wöchentlich je 1 Ampulle (10 Wochen lang) um die offenen Stellen i.c. quaddeln, **MUCOKEHL D5** und **SANUVIS** auch direkt in die offenen Stellen! dazwischen 1 x wöchentlich abwechselnd: **NOTAKEHL D5** + Procain **PEFRAKEHL D5** + " **QUENTAKEHL D5** + " **MUCOKEHL D3** Salbe auftragen	**Blutzuckertest!** **MUCOKEHL D3** Salbe **NOTAKEHL D3** Salbe täglich abwechselnd **Rescue** Salbe täglich **Traumeel S** Salbe täglich **Tea-Tree-Hydrolat** offene Stellen betupfen **Bienenhonig** auf die offenen Stellen Quarkwickel

SANUM - Präparate	Ergänzende Mittel / Methoden
2. <u>Therapie ohne Injektionen:</u>	**<u>Allgemeine Maßnahmen:</u>**
MUCOKEHL D5 Tropfen **NOTAKEHL D5** " **PEFRAKEHL D5** " **QUENTAKEHL D5** " täglich in die offenen Stellen träufeln	**Ernährungsumstellung** (basenüberschüssige Ernährung ohne tierisches Eiweiß) **Gewichtsreduzierung**
SANKOMBI D5 je 5 Tropfen täglich vom Handrücken in jedes Nasenloch ziehen (→ Applikation)	**Darmsanierung** **Zahnsanierung**
MUCOKEHL D3 Salbe auftragen	**Schwermetall-Ausleitung**

<u>Praxisfall:</u> Ulcus cruris

Patientin weiblich (92 Jahre!), Ulcus cruris an beiden Unterschenkeln, seit 10-15 Jahren offen, weit fortgeschrittenes Stadium. Ich schickte die Patientin zuerst zur Abklärung zu einem Gefäßspezialisten, der sie sofort ins Krankenhaus einwies. Nach 4-monatigem stationärem Aufenthalt, in dem praktisch aber nichts Konkretes unternommen wurde, kam die Patientin erneut zu mir. Die gesamten Unterschenkel waren hochrot entzündet, geschwürig verändert und stark nässend.

<u>Therapie:</u> **MUCOKEHL D5**, **SANUVIS**, Procain 1%

je 1 Ampulle in Mischspritze 1 x wöchentlich
i.c. an 6-8 besonders stark gerötete Stellen quaddeln

<u>zusätzlich:</u> **NOTAKEHL D3** und **PEFRAKEHL D3** Salbe

täglich abwechselnd eingerieben (gegen Superinfektion!)
(NOTAKEHL nicht an den Injektionstagen wegen MUCOKEHL)

Nach ca. 3 Monaten waren beide Unterschenkel völlig abgeheilt und die Haut wieder normal gefärbt. Die Patientin blühte regelrecht auf und konnte endlich wieder ihrer geliebten Gartenarbeit nachgehen. Wenn Sie in der Praxis einige derartige Behandlungsergebnisse erlebt haben, werden Sie irgendwann von der SANUM-Therapie genau so überzeugt und begeistert sein wie ich.

<u>Therapie:</u> rezidivierende Harnwegs- und Blaseninfektionen

Nachstehend finden Sie verschiedene Möglichkeiten, die Sie je nach Art und Dauer der Erkrankung einzeln oder abwechselnd einsetzen können:

<u>1. Therapie:</u> 1 Tag lang nur trockenes Brot essen. Nichts trinken !
Ab dem 2. Tag viel trinken !

UTILIN, **RECARCIN**, **LATENSIN** — 1 Kapsel 2 x wöchentlich abwechselnd

NOTAKEHL D3, **EXMYKEHL D3** — 1 Zäpfchen täglich abwechselnd abends anal / vaginal (bei Frauen)

2. Therapie:	**Waag'sche Bombe**	2 x pro Woche, 3 Wochen lang
	NOTAKEHL D5, **PEFRAKEHL D5**, **SANUVIS**	je 1 Ampulle in Mischspritze in linke Pobacke i.m.
	FORMASAN	1 Amp. in rechte Pobacke i.m.
3. Therapie:	**Neuraltherapie** (meine bevorzugte Therapie!)	ein Fingerbreit über Symphyse Quaddel mit Procain 1%
	NIGERSAN D5, Traumeel S, **EXMYKEHL D5** (Hauptmittel!)	je 1 Ampulle in Mischspritze mit Dentalkanüle durch die Quaddel
	NOTAKEHL D5	direkt in die Blase!
zusätzlich:	**UTILIN**, **RECARCIN**, **LATENSIN** **PEFRAKEHL D5**	bzw. weitere SANUM-Mittel je nach Testergebnis*

* Es gibt eine ganze Reihe von Testverfahren. Ich teste in der Praxis die in Frage kommenden Mittel generell mit einem Biotensor.

zusätzlich:	**SANUCYST** Blasen-Nierentropfen	
	Canephron Dragees	3 x 2 täglich
	Vaginal-Spülungen mit Tea-Tree-Lösung (verdünnt!)	
	Darmsanierung !	

(Bis zur Entdeckung der Antibiotika wusste man, dass Coli-Bakterien und Pilze aus dem Darm die hauptsächlichen Verursacher von Blaseninfekten sind.)

Bei akut starken Schmerzen bevorzuge ich die direkte Injektion in die Blase, je nach Patient(in) und Schwere der Erkrankung zwei- bis dreimal in täglichem Abstand. Dann je nach Test und Abklingen der Schmerzen eventuell nur noch jeden 2. Tag und meistens auch nur noch i.m. Erfahrungsgemäß verschwinden die stärksten Schmerzen aber schon nach der ersten Injektion!

Parallel zu den Injektionen gebe ich Zäpfchen abends vor dem Schalfengehen vaginal je nach Test: EXMYKEHL D3, NOTAKEHL D3, NIGERSAN D3 Anwendung täglich wechselnd einige Wochen lang.

Falls erforderlich, Therapie fortsetzen. Nicht aufhören, bevor das Problem endgültig gelöst ist. Ich teste aber generell jedes Mal, ob, wo und was injiziert werden soll. Die Therapie ist erst beendet, wenn der Test komplett negativ ist!

Injektionen in die Blase sind bei korrekter Ausführung nach den Regeln der Neuraltherapie völlig problemlos, können unter Umständen aber starke psychische Reaktionen hervorrufen. So hatte ich vor einigen Jahren eine junge Patientin, die trotz sorgfältiger Aufklärung nach der Injektion richtiggehend verstört war. Ich fragte sie, ob sie Schmerzen habe, was sie verneinte. Sie war nicht bereit oder in der Lage, über das Problem zu reden. Ich war froh, dass ihr Freund dabei war. Ich hätte sonst durchaus in eine schwierige Lage geraten können. Achten Sie daher unbedingt darauf, dass bei dieser Injektion möglichst eine weitere Person anwesend ist !

Therapie: **Unterleibsprobeme bei Frauen**

Mittel: **UTILIN**, **RECARCIN**, **LATENSIN**
2 x wöchentlich 1 Kapsel abwechselnd

NIGERSAN D3 1 Zäpfchen täglich
abwechselnd mit weiteren SANUM - Zäpfchen nach Test

zusätzlich: **Cantharidenpflaster** über der Symphyse
(→ Cantharidenpflaster)

Neuraltherapie

Horvi Enzym-Therapie (→ Horvi Enzym-Therapie)

danach: falls erforderlich, Fortsetzung oder Wiederholung
in gleicher oder veränderter Form

Therapie: **Prostataprobleme**

Mittel: **UTILIN**, **RECARCIN**, **LATENSIN**
2 x wöchentlich 1 Kapsel abwechselnd

NIGERSAN D3, NOTAKEHL D3, EXMYKEHL D3
1 Zäpfchen täglich abwechselnd

zusätzlich: **Cantharidenpflaster** über der Symphyse
(→ Cantharidenpflaster)

Neuraltherapie

Horvi Enzym-Therapie (→ Horvi Enzym-Therapie)

danach: falls erforderlich, Fortsetzung oder Wiederholung
in gleicher oder veränderter Form (nach Test!)

Therapie: **Morbus Bechterew**

Bei der Behandlung von Morbus Bechterew sind mit der SANUM - Therapie oft gute Erfolge erzielbar. Wichtig ist eine Sanierung des Milieus (Darmsanierung), und danach ein konsequenter, langfristiger und breit gestreuter Einsatz der Mittel nach den Regeln der Neuraltherapie. Mit dieser Art der Therapie kann man die Erkrankung zwar nicht heilen, auf jeden Fall aber - je nach Stadium - die Schmerzen lindern, die Beweglichkeit so weit wie möglich erhalten und den Zustand so weit stabilisieren, dass keine weitere Verschlimmerung zu erwarten ist.

Praxisfall: Morbus Bechterew (*Spondylitis ankylosans*)

Patient männlich, 52 Jahre, Diagnose seit 1987: Morbus Bechterew

Symptome: Starke Einschränkung der Beweglichkeit, Versteifung der WS, der Patient konnte sich kaum noch bücken, starke Schmerzen im Brustkorb vorne und hinten, wegen der Schmerzen massive Schlafstörungen

Bisherige Therapiemaßnahmen: schulmedizinische Schmerztherapie (Voltaren, Arcoxia, Cortison u.v.m.), Akupunktur, Neuraltherapie, Horvi-Therapie. Alle im Verlauf von 20 Jahren durchgeführten Therapien brachten keinerlei Verbesserungen.

Der Patient stellte sich im Februar 2006 erstmalig in unserer Praxis vor. Die durchgeführte Dunkelfeld-Vitalblutanalyse zeigte ein klares Milieuproblem. Ohne Berücksichtigung der spezifischen Erkrankung wurde daher eine Milieusanierung mit Colon-Hydro-Therapie und begleitenden SANUM-Präparaten vorgeschlagen, der der Patient auch zustimmte. (→ Darmsanierungsplan)

Schon nach der 5. oder 6. Darmspülung berichtete der Patient, es ginge ihm erstaunlicherweise deutlich besser. Die Behandlung wurde daher fortgesetzt. Bis Ende April 2006 wurden insgesamt 10 Spülungen durchgeführt. Im Anschluss daran erfolgte nach vierwöchiger Pause ein Test der Schüßler-Salze 1-12 und die Verordnung der benötigten Salze zur Auffüllung der vorhandenen Mineralstoffdefizite.

Anschließend wurden wöchentlich von Juni bis Oktober 2006 insgesamt 10 Infusionen mit jeweils 100 ml = 15 g Vitamin C durchgeführt. Parallel dazu erfolgte, vor allem auf Betreiben des Patienten, weiterhin monatlich eine Colon-Hydro-Therapie-Behandlung. Ende Oktober 2006 wurde die Behandlung mit Neuraltherapie begonnen. Dabei kamen bisher folgende Mittel nach Test mit dem Biotensor zum Einsatz:

Mittel	Wirkung
NOTAKEHL D5	gegen die vorhandene Entzündung
QUENTAKEHL D5	wegen der Sensibilitätsausfälle
MUCOKEHL D5	für Durchblutung und Endobiose
NIGERSAN D5	für Kalziumstoffwechsel und Endobiose
CITROKEHL	als Energieverstärker und lokaler Verstärker von Nigersan
SANUVIS	als lokaler Verstärker von Mucokehl
Traumeel S	als Schmerzmittel
Calcium carbonicum Heel	für den Kalziumstoffwechsel
Calcium phosphoricum Heel	für den Kalziumstoffwechsel
Procain 1%	als Neuraltherapeutikum und gegen Entzündung

Die Mittel wurden mit einer Mischspritze - jeweils 1 Ampulle + 2 Ampullen Procain - paravertebral, vor allem im Verlauf des Brustbeins und der Rippenbogen auf der Körpervorderseite und entlang der BWS auf der Körperrückseite gequaddelt. Zusätzlich erfolgte eine tiefe Injektion der Mittel (ohne Procain) mit einer 20er-Nadel an besonders schmerzempfindliche Punkte (Triggerpunkte), z.B. an Leberpunkte.

Nach anfänglicher Stagnation und 90 (!) Neuraltherapie-Behandlungen (August 2009) schilderte der Patient schier unglaubliche Verbesserungen: er konnte beim Bücken mit den Händen fast den Boden berühren, was seit vielen Jahren nicht mehr möglich war. Die nächtlichen, krampfartigen Schmerzen waren deutlich zurück gegangen. Und das bei einer Erkrankung, die schulmedizinisch als unheilbar gilt und bei der trotz vielfältiger Therapieansätze im Verlauf vieler Jahre keinerlei Fortschritte erreicht worden waren. Die Therapie wurde dementsprechend zur Stabilisierung und weiteren Verbesserung fortgesetzt.

Therapieplan: **Morbus Bechterew** *(Spondylitis ankylosans)*

1. Therapie: **MUCOKEHL D5**, **QUENTAKEHL D5**, **SANUVIS**
einmal wöchentlich abwechselnd mit

NIGERSAN D5, **NOTAKEHL D5**, **CITROKEHL**
je 1 Ampulle in Mischspritze mit 2 ml Procain 1%
paravertebral von C1 - L5 quaddeln

2. Therapie: Um den Reiz bei einer länger andauernden Therapie 1 aufrecht zu erhalten: Therapie nach Dr. Köstler (→ SANUM - Post Nr. 4)

LATENSIN 3-5 Ampullen wöchentlich mit 2 ml Procain 1%
in einer Sitzung paravertebral quaddeln

Achtung: Nur nach vorherigem Test, da eventuell starke Reaktionen!
Die Injektion in dieser Dosierung führe ich daher nur bei einem von mir bereits über einen längeren Zeitraum mit SANUM - Mitteln vorbehandelten Patienten durch.

Borreliose - die therapeutische Herausforderung

"Die Borreliose ist die erste große Seuche des 21. Jahrhunderts."
Dr. Klinghardt M.D., PhD., USA/D (Karl Hüsing "Borreliose - Wege zur Heilung")

(1) "Eine Million Menschen erkranken jährlich in Deutschland neu an Borreliose. Die Zecke ist in unseren Breitengraden das für den Menschen gefährlichste Tier!"
(Birgit Jürschik-Busbach „Die verschwiegene Epidemie")

Das Thema Borreliose gewinnt zunehmend an Bedeutung. Ich sehe von Jahr zu Jahr in der Praxis mehr Patienten, wobei die Infektion längst nicht mehr nur durch Zecken verursacht wird. Borrelien sind immer und überall vorhanden und können durch jede Hautverletzung in den Körper gelangen. So hatte ich vor einiger Zeit eine Patientin mit einer Borrelien-Infektion, die sich lediglich mit einem Strohhalm verletzt hatte.

"Die Mikrobe ist nichts, der Nährboden (das Milieu) ist alles !"
Claude Bernard (1813-1878)

Mit anderen Worten: Nur in einem Organismus mit geschwächtem Immunsystem und gestörtem Milieu besteht überhaupt die Möglichkeit einer Infektion. Nicht die infizierten Zecken sind das Problem, sondern unser gestörtes System. Es wäre gut, sich das wieder einmal klar zu machen, z.B. auch bei der in regelmäßigen Abständen von offizieller Seite geschürten Hysterie wegen einer neu auftretenden "Seuche" oder in bezug auf die alljährlich empfohlene Grippeschutzimpfung.

Die ärztliche Kunst bei einer Borrelien-Infektion beschränkt sich sehr zum Leidwesen der Betroffenen, nachdem man es lange Zeit komplett falsch mit Cortison behandelt hat (1), heutzutage in der Regel auf eine Behandlung der Symptome mit Antibiotika (Infusionen!). Manchmal verbessern sich dadurch zwar die vordergründigen Symptome kurzfristig, das Problem der zu erwartenden Langzeitfolgen wird dadurch aber nicht gelöst.

Aus einem akut gut behandelbaren Problem wird so eine chronische Erkrankung mit oft schweren Folgen. Ich habe Fälle erlebt, bei denen die Patienten im Rollstuhl gelandet sind, gelähmt und unfähig zu sprechen.

Dazu Dr. Kenneth Liegner: „Ich glaube nicht, dass die Langzeittherapie mit Antibiotika die Lösung für die chronische Lyme-Krankheit ist (Lyme-Krankheit = Lyme-Borreliose nach dem Ort Lyme in den USA, wo die Borreliose in den späten 70er-Jahren zuerst gehäuft aufgetreten ist.), aber sie ist das Beste, was wir im Moment für viele Patienten haben. Längst könnten wir über bessere Behandlungsmethoden verfügen, aber solange man das Problem nicht als das sieht, was es ist, werden wir zu keinen besseren Therapien kommen.“ (1)

Hier schon mal eine kurze Anmerkung: Wir haben diese bessere Therapie, man müsste nur bereit sein, sie anzuwenden.

"Wer sein eigenes Milieu und die eigene, bisherige Lebensweise nicht verändern will, wird auch mit einer Antibiotikatherapie dauerhaft wenig Erfolg haben und möglicherweise die Keime bis zum nächsten Ausbruch latent weiter in sich tragen."
Karl Hüsing

Gegen viele Antibiotika sind die Erreger inzwischen resistent. Antibiotika hinterlassen außerdem zellwandfreie Bakterienformen - CWD oder L-Formen -, die jederzeit das Geschehen wieder aktivieren können. CWD- oder L-Formen sind für das Immunsystem nicht mehr erkennbar. Damit ist ein chronischer Verlauf gewissermaßen vorprogrammiert. Antibiotika zerstören außerdem die Darmflora und können eine Pilzbesiedelung des Darms mit Candida-Hefepilzen bewirken.

Bei konsequenter Behandlung in der nachstehend beschriebenen Weise hat man dagegen eine gute Chance, das Problem definitiv zu lösen und die gefürchteten Spätfolgen zu vermeiden.

"Die Borrelien sind das perfekte Beispiel einer Mikrobe, die gelernt hat, in uns zu überleben, indem sie mutiert."
Karl Hüsing

Man schätzt, dass inzwischen bis zu 60% aller Bundesbürger infiziert sind.

Zecken leben nicht auf Bäumen, sondern in Bodennähe, Büschen, Grasflächen usw. Besonders attraktiv für Zecken ist männlicher Schweiß! Der Zeckenstich betäubt die Stelle. Daher bleiben ca. 50% der Fälle unbemerkt.

Was tun nach einem Zeckenstich ?

Alle gängigen Rezepte zum Entfernen einer Zecke wie zum Beispiel mit Hilfe von Öl oder Klebstoffen wie UHU sind nicht zu empfehlen. Die Zecke ist ein Lebewesen. Bei Panik wird sie den Darminhalt erbrechen oder in die Stichstelle abgeben und damit die Problematik erst richtig aktivieren. Die Zecke auch nicht mit den Fingern oder einer normalen Pinzette entfernen.

Der Hinterleib der Zecke wird dadurch gequetscht und der Darminhalt in die Stichstelle gedrückt. Verwenden Sie eine spezielle Zeckenpinzette oder die TRIX-Zeckenschlinge und entfernen Sie die Zecke so nah an der Haut wie möglich. Am liebsten ist es mir, wenn die Patienten mit der Zecke zu mir kommen. Ich entferne sie dann mit einem Einmalskalpell.

Danach 1 Tropfen **NOTAKEHL D5** oder Teebaumöl auf die Wunde geben.

Soll man sich impfen lassen?

Eine vorbeugende Impfung ist nur gegen die FSME möglich. Ein Schutz vor Zeckenstichen ist dagegen nicht möglich. Das Risiko, aufgrund einer Zeckenimpfung zu erkranken, ist bis zu 50-mal größer als das Risiko, von einer Zecke das Virus übertragen zu bekommen! Niemand sollte sich impfen lassen, der nicht sicher weiß, ob er evtl. den Erreger aufgrund einer früheren Infektion latent in sich beherbergt!

"Ich weiß nicht, ob ich dem Menschen ein gutes Werk getan habe, oder ihm doch damit schade."

Edward Jenner (1749-1823) engl. Landarzt
Begründer der Immunologie (Impfung)

Diagnose

Die Schulmedizin veranlasst bei einem Borrelioseverdacht einen sogenannten ELISA-Test (*Enzyme-linked immunosorbent assay*). Dieser Suchtest hat jedoch eine unangenehme Eigenart: Er produziert falsche Resultate im Übermaß. ELISA ist als Suchtest höchst unzuverlässig. (1)

Wertvolle Hinweise über eine Borrelien-Infektion, über den Zustand des Immunsystems, und über das Milieu des Patienten liefert dagegen eine Dunkelfeld-Vitalblutanalyse nach Prof. Enderlein. (→ G. Weigel "Praxisleitfaden - Dunkelfeld-Vitalblutuntersuchung") Entscheidend ist dabei die Durchführung einer 24 Stunden-Überwachung. Nur in dieser kann man erkennen, in wieweit eine Aktivität der Bakterien gegeben ist.

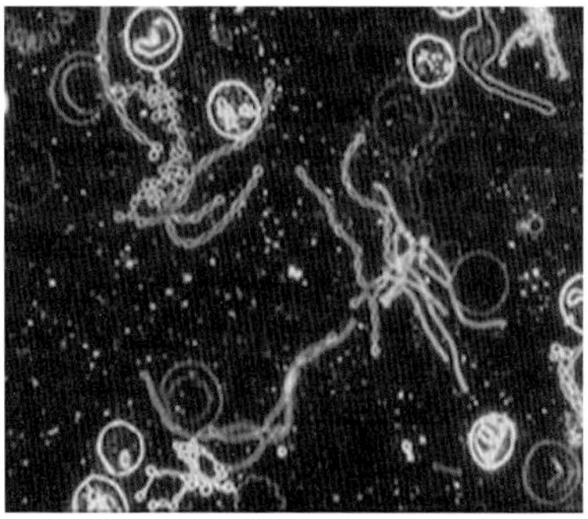

Dunkelfeldbild einer Borreliose-Patientin

18 Stunden nach der Blutabnahme: starke Aktivität von zahlreichen Bakterienformen (CWD- / L-Formen → Sanukehle)

Die Dunkelfeld-Vitalblutanalyse bietet darüber hinaus die nicht zu unterschätzende Möglichkeit, den Krankheitsverlauf in kurzfristigen Intervallen zu verfolgen, zu überwachen und therapeutisch entsprechend zu reagieren.

Verlauf

Der Verlauf einer Borreliose erfolgt meist schubweise in mehreren Stadien. Klassisch ist ein Kommen und Gehen der Symptome in vierwöchigem Rhythmus.

Stadium I: Frühstadium - Tage bis Wochen nach der Infektion
Ausbreitung der Erreger über die Blutbahn

unspezifische Beschwerden, grippeähnlich, Fieber, Gelenk- und Muskelschmerzen, Kopfschmerzen, Müdigkeit und Abgeschlagenheit

Erythema migrans: Nur in ca. 50 Prozent aller Fälle beginnt eine Borreliose mit der Entwicklung eines Erythema migrans oder Erythema chronicum migrans. Erythem ist ein allgemeiner Begriff, der eine entzündliche Rötung der Haut beschreibt, die durch eine verstärkte Durchblutung hervorgerufen wird. Die Erythema migrans oder auch Wanderröte genannte Hautrötung ist das charakteristische Leitsymptom des ersten Stadiums der Borreliose. Tage bis etwa 10 Wochen nach dem Zeckenstich bildet sich um die Einstichstelle eine Hautrötung. Sie breitet sich langsam von der Einstichstelle beginnend kreisförmig aus, kann aber auch an anderen Körperstellen auftreten. Deshalb wird das Erythema migrans auch Wanderröte genannt.

Ursache für die Wanderröte ist eine Abwehrreaktion des Immunsystems. Die Borrelien, die durch die Haut "wandern" lösen diese Abwehrreaktion aus. Das Erythem kann enorme Ausmaße annehmen. Im weiteren Verlauf verblasst das Erythem von der Mitte aus, so dass es anfangs als scheibenförmige, später als ringförmige Rötung zu sehen ist. Das Erythema migrans bereitet keine weiteren Beschwerden. Es kann spontan abheilen, aber auch über Monate hinweg "wandern" und immer wieder auftreten. Dann kommt es meistens "nur" noch zur Ausbildung eines geröteten Ringes. Manchmal treten auch rote Flecken auf. (Quelle: Wald und Wiese / Internet)

Oft wird ein Zeckenstich auch gar nicht bemerkt. Das Ergebnis einer ärztlichen Blutuntersuchung zur Antikörperbestimmung ist oft negativ, woraus dann ein falsches Ergebnis abgeleitet wird! Es gibt keinen Labortest, der absolut zuverlässig ist! Alle Tests können sowohl falsch negativ als auch falsch positiv sein!

Stadium II: Wochen bis Monate nach der Infektion - Befall der Organe -
Ausbreitung der Erreger über Lymphsystem und Blutbahn

- Herzbeschwerden, Herzrasen
- neurologische Beschwerden wie Lähmungen, Schwindel
- Augenprobleme: Hornhaut-, Bindehaut-, Augenmuskel-, Netzhaut- und Sehnerventzündungen, dadurch bedingte Sehverschlechterungen
- Innenohrbeschwerden, Tinnitus
- Muskelschmerzen
(Erreger kapselt sich im Muskel- u/o Nervengewebe ab)
- Milz-, Lungen- und Nierenbeteiligung
- starke Kopfschmerzen, Migräne
- psychische Veränderungen

Erhöhte IgM- u/o IgG-Antikörpertiter. In 20% der Fälle Antikörper im Nervenwasser.

Stadium III: Spätphase nach Monaten bis Jahren, Lyme-Borreliose, Organmanifestationen

- Arthritis, rheumatische Beschwerden
  plötzlich einschießende, kurz andauernde Schmerzen in Knöcheln und Fußgelenken (erinnert an Syphillis)
- Herzbeteiligung, Myokarditis
  schlaganfallähnliche Symptomatik mit Lähmungen
- Sehverschlechterung
- Hautveränderungen
- chronische Erkrankungen des Nervensystems (Neuroborreliose), Polyneuropathien, Parästhesien, funktionelle Ausfälle
- Blasenstörungen, Gehstörungen, Lähmungen
- psychische Veränderungen (gereizt bis depressiv)

Fehldiagnosen: Verwechselung mit einer Multiplen Sklerose (MS) oder Fibromyalgie

Antikörpertiter im Blut und die klinische Symptomatik bilden die Diagnose für eine Borreliose im Stadium III. In diesem Stadium ist nur noch der IgG-Titer erhöht!

Zeckenlähmung

Eine Zeckenlähmung kann überall auftreten, wo es Zecken gibt. Sie tritt in der Hauptsache bei Tieren auf. Verursacht wird die Zeckenlähmung durch weibliche, mit Eiern beladene Zecken, die an einem Wirt saugen. Dabei produzieren sie ein Neurotoxin und übertragen es auf den Wirt. Normalerweise verschwinden die Symptome schnell, wenn die Zecke abgefallen ist. In seltenen Fällen kann es aber zu tiefgreifenden Lähmungen kommen.

Symptome: Müdigkeit, Taubheit in den Beinen, Muskelschmerzen, Zungen- und Gesichtslähmung, Krämpfe, Atemlähmung

Alle unter den Stadien I - III erwähnten Symptome sind nur ein kleiner Ausschnitt der tatsächlichen Möglichkeiten. Entsprechend der Disposition des Patienten können zahlreiche weitere Symptome auftreten.

„Es gibt keine spezifischen Krankheiten; es gibt nur spezifische Konditionierungen!"
Florence Nightingale (engl. Krankenschwester 1820-1910)

Die Erreger der Borreliose sind Spirochäten, also ähnliche Bakterien wie bei einer Syphilis. Der Krankheitsverlauf weist auch viele Parallelen auf. Man sollte daher bei der Behandlung unbedingt auch die Miasmenlehre nach Hahnemann im Auge behalten.

Therapie: sofort nach einem Zeckenstich

Borrelien sind die trickreichsten und anpassungsfähigsten Bakterien, mit denen wir es in der Praxis zu tun haben. Sie haben die Fähigkeit, sich im Körper im Blut, im Nervensystem und im Lymphsystem auszubreiten. Daher auch der folgende Therapieansatz an den entsprechenden drei Stellen mit dem Ziel, an der Einstichstelle ein Milieu zu schaffen, das eine weitere Ausbreitung der Borrelien verhindert und sie damit zuverlässig unschädlich macht:

NOTAKEHL D5	verhindert zuverlässig eine bakterielle Infektion
QUENTAKEHL D5	Hauptmittel der SANUM-Therapie bei Erkrankungen des Nervensystems, verhindert die Ausbreitung der Erreger über das Nervensystem
Lymphomyosot N	verhindert die Ausbreitung der Erreger über das Lymphsystem

je 1 Ampulle in Mischspritze direkt in die Einstichstelle s.c. und tief mit 20er-Nadel

Verhindert zuverlässig eine Infektion durch Borrelien,
wenn die Injektion sofort (innerhalb von Stunden oder Tagen) erfolgt !

Wir haben in vielen Jahren und zahlreichen Fällen in der Praxis nie eine Infektion erlebt, wenn diese Injektion rechtzeitig durchgeführt wurde.

Therapie: Tage, Wochen oder Monate nach einem Zeckenstich
bei im Dunkelfeld erkennbarer Infektion oder entsprechender Symptomatik

UTILIN "S" D4	Reizmittel, aktiviert das Immunsystem und bewirkt, dass bei länger andauernden Behandlungen der Behandlungsreiz aufrecht erhalten wird.
NOTAKEHL D5	verhindert zuverlässig eine bakterielle Infektion
QUENTAKEHL D5	Hauptmittel der SANUM-Therapie bei Erkrankungen des Nervensystems, verhindert die Ausbreitung der Erreger über das Nervensystem
Lymphomyosot N	verhindert die Ausbreitung der Erreger über das Lymphsystem

UTILIN "S" separat i.m. injizieren, evtl. zwei- bis dreimal wiederholen (Test!).

Von den übrigen Mitteln je 1 Ampulle in Mischspritze 2 x wöchentlich kreisförmig s.c. lokal um das Erythem, zusätzlich direkt in die Stichstelle, evtl. zusätzlich i.v., nach Verschwinden des Erythems je 1 Ampulle 2 x wöchentlich i.m. (Test!)

zusätzlich:

Milieusanierung

- Darmsanierung mit Colon-Hydro-Therapie und SANUM-Mitteln lt. Plan
- Schwermetall-Test und -Ausleitung
- Ernährung überprüfen und - falls erforderlich - ändern
- psychische Situation des Patienten besprechen. Die Psyche ist maßgeblich an der Leistungsfähigkeit des Immunsystems beteiligt.

Infusionen 1 x wöchentlich:

Vitamin C 7,5 g / 50 ml, Vitamin B-Komplex, Folsäure
und Mineralien wie Selen und Zink

Je nachdem, wie viel Zeit seit der Infektion vergangen ist und wie weit sich die Erkrankung bereits im Körper ausgebreitet hat, ist unter Umständen eine längere Behandlung notwendig. In jedem Fall müsste es aber möglich sein, ein weiteres Fortschreiten und langfristige Folgeschäden zu verhindern. Die nach vorstehendem Schema behandelten Patienten fühlen sich erfahrungsgemäß gut und haben nur noch zeitweise - und dann auch nur vorübergehend - relativ geringe Beschwerden.

Nach einigen Wochen, bzw. Monaten, je nach Verlauf sollte man überprüfen, ob noch Aktivitäten von CWD-Bakterien im Dunkelfeld erkennbar sind. Falls das der Fall ist, sollte eine Weiterbehandlung durchgeführt werden. Dafür gibt es folgende Möglichkeiten:

- **SANUKEHLE** nach Test einreiben und einnehmen
- Borrelia Nosode D 200 Globuli (Staufen-Pharma)
- Borrelia Nosode D 200 Dilution 10 ml
  (Pestalozzi Apotheke, Lörrach, Tel 07621-919890)

Das Problem ist erst dann zuverlässig gelöst, wenn alle Tests negativ, die Symptome verschwunden und keine aktiven Bakterien mehr im Dunkelfeld zu sehen sind. Das kann durchaus auch mal ein bis zwei Jahre dauern, vor allem, wenn die Patienten mit Antibiotika (Infusionen!) behandelt worden sind. Dafür ist das Problem dann aber auch dauerhaft gelöst und keine weiteren Probleme in der Zukunft mehr zu erwarten. Wir kennen andere Fälle, mit schulmedizinischer Behandlung, bei denen alle paar Jahre wieder erneut Krankheitsschübe auftreten und ein Fortschreiten der Erkrankung anzeigen. Es gibt auch ganz schlimme Fälle, Patienten, die so falsch behandelt wurden, dass sie heute nur noch im Rollstuhl dahin vegetieren können.

Das Immunsystem

Aus der Sichtweise der Schulmedizin ist es die Aufgabe unseres Immunsystems, "Krankheitserreger“ zu bekämpfen und zu vernichten. Zur Unterstützung dieser Aufgabe werden Antibiotika, Impfungen und Immunsuppressiva aller Art eingesetzt. Dass das in der Praxis nicht funktioniert, sehen wir jeden Tag. Gerade in Krankenhäusern, wo man davon ausgehen müsste, dass mit Vorsichtsmaßnahmen jeglicher Art gearbeitet wird, erleben wir laufend Infektionen auf ganzen Stationen mit sogenannten "resistenten“ Keimen. Jeder von uns kennt Fälle, wo sich Patienten wegen kleiner Probleme in ein Krankenhaus begeben haben und kurz danach an einer Lungenentzündung gestorben sind.

Grundlage dieser Denkweise sind die *Koch'schen Postulate*, gewissermaßen ein Eckpfeiler der Schulmedizin:

1. **Bei einer Infektion müssen im erkrankten Gewebe Organismen typischer Art nachgewiesen werden können**
2. **Wenn diese Organismen eine Bedeutung für das Zustandekommen einer Infektion haben, muss es möglich sein, sie rein und isoliert anzuzüchten.**
3. **Mit den so erzeugten Reinkulturen muss die Krankheit wieder erzeugt werden können.**

Interessanterweise hebelt man das bei jeder Gelegenheit aus, wenn man damit nicht zurecht kommt, z.B. bei Borreliose oder AIDS oder jeder der immer wieder neu aufgebauschten "Seuchen". Man definiert das neu, je nach Bedarf. Man sagt dann auch, es wäre „unethisch", Gesunde mit Krankheitserregern zu infizieren (s. Postulat 3). Beim Impfen hat man da seltsamerweise keine Skrupel.

Ich persönlich habe schon ein Problem mit dem Begriff "Krankheitserreger". Es ist sicher eine Tatsache, dass bei jeder Infektion ein Erreger anwesend ist. Aber ist er auch die Ursache der Erkrankung? Wie ist es dann möglich, dass potentiell hochgefährliche Erreger ständig in uns und unseren Kindern anwesend sind, ohne eine Erkrankung zu verursachen? Wenn der Erreger wirklich die Ursache wäre, dann müsste er bei jedem die gleiche Infektion verursachen (s. Postulate).

Ich arbeite seit 25 Jahren tagtäglich mit infizierten Patienten. Meine letzte Grippe hatte ich 1970. Normale Infektionen sind etwas, was ich überhaupt nicht kenne - ohne Antibiotika und Grippeschutzimpfung und das mit 78 Jahren!. Ich stehe heute auf dem Standpunkt, dass einzig und allein der Zustand meines Immunsystems, meines Milieus und meiner psychischen Konstellation darüber entscheiden, ob eventuelle Bakterien weiterhin bereit sind, in einer für beide Seiten nützlichen Symbiose mit mir zu leben, oder ob sie zu Krankheitserregern werden. Und sie dann in einem eventuellen Krankheitsfall zu bekämpfen, macht überhaupt keinen Sinn. Ich bestärke sie so allenfalls in ihrer Aktivität, so wie alles, was ich bekämpfe. Das Problem ist nur auf meiner Seite und da muss ich es auch lösen, indem ich die Symbiose wieder so herstelle, wie es notwendig ist. Geeignete Maßnahmen dazu sind eine Stärkung des Immunsystems, Milieusanierung und die Lösung psychischer Konflikte.

Ich habe über viele Jahre zahllose Patienten behandelt, die mehrfach jährlich immer wieder unter Erkältungen, grippalen Infekten, Blasenentzündungen u.v.m. litten, obwohl sie regelmäßig mit Antibiotika behandelt wurden. Ich habe danach nie mehr getan, als das Milieu zu sanieren und den Prozess mit SANUM-Mitteln zu regulieren. Und ich habe keinen Fall erlebt, bei dem es nicht gelungen wäre, die Patienten unter totalem Verzicht auf Antibiotika so herzustellen, dass sie irgendwann nichts mehr hatten.

Überraschend sind in diesem Zusammenhang die Ausführungen von Dr. med. Zoebl in seinem Buch "Lesen Sie dieses Buch bevor Sie Impfling…":

"Befreien wir uns, soweit es nur irgendwie geht, von althergebrachten Bildern und Vorstellungen zum Thema "Immunsystem". Vor allem von der Vorstellung, dass unser Immunsystem der Abwehr von Erregern dient. Was heute wie naturgegeben aussieht, ist in Wirklichkeit eine Erfindung des menschlichen Geistes. Der Mensch selbst hat den Erreger einzig und allein durch seine Sichtweise als böse erkannt, vom Immunsystem, mit dem zusammen er immer als Einheit agierte, abgesondert, und so zum Eindringling gemacht. Seitdem bekämpft er ihn, wo es nur geht, und glaubt, damit sein Immunsystem zu unterstützen. Tatsächlich zerstört er mit den Erregern nur eigene immunologische Strukturen. Denn: Das Immunsystem ist erst mit dem Erreger eine intakte und funktionstüchtige Struktur. Und das Immunsystem dient nicht der Abwehr von Erregern, sondern der Wahrung unserer individuellen Autonomie und Ganzheit, unserer Integrität."

Dr. med. August M. Zoebl

Den Kampf gegen Bakterien können wir nie gewinnen. Sie sind uns in ihren Möglichkeiten haushoch überlegen. Wir wissen heute, dass Bakterien in der Lage sind, in heißen Quellen zu überleben. Sie können mit Radioaktivität umgehen und sie bringen die Natur wieder in Ordnung, die wir mit Erdölkatastrophen massiv geschädigt haben. Dazu auch noch ein Beispiel: „Erreger wie *Borrelia bugdorferi* oder auch *Streptokokken* verwenden Substanzen, die zur menschlichen Immunabwehr gehören und wenden die gegen sie gerichteten Waffen gegen ihren Wirt, den Menschen. Sie verfügen über perfekte Überlebensstrategien. Sie können ihre Größe und Form verändern und passen sich so der jeweiligen Umgebung an.“ (→ Literatur: "Die verschwiegene Epidemie“)

Wir müssen endlich verstehen, solange es die Zeit noch erlaubt:
Wir sind das schwächste Glied auf dieser Erde und es wird für unser Überleben entscheidend sein, ob wir es schaffen, uns mit allen anderen Lebensformen vernünftig zu arrangieren, anstatt sie zu bekämpfen!

Praxisfall: **Pankreasinsuffizienz**

Patientin, 54 J., Verdacht auf Pankreasinsuffizienz

Therapie: **UTILIN**, **RECARCIN**, **LATENSIN**
2 x wöchentlich 1 Kapsel abwechselnd, mind. 6 - 8 Wochen lang

OKOUBASAN
3 x täglich 1-2 Tabletten bis Packung aufgebraucht

bei längerer Therapie, abwechseln mit

Okoubaka C30 Globuli

CITROKEHL
3 x täglich 1-2 Tabletten

zusätzlich: Darmsanierung mit Colon-Hydro-Therapie

Laborwerte:

Elastase-1	1.12.1999	164 µg / g Stuhl
	5.02.2001	240 µg / g Stuhl

Normwerte:		
	normal	über 200 µg / g Stuhl
	leichte bis mittlere Insuffizienz:	100 - 200 µg / g Stuhl
	schwere Insuffizienz:	unter 100 µg / g Stuhl

Die durchgeführte Therapie nach dem vorstehenden Plan war - wie aus den Laborwerten ersichtlich - sehr erfolgreich. Eine Substitution von Pankreasenzymen hätte dagegen die Insuffizienz mit ziemlicher Sicherheit weiter gefördert.

Bei einer anderen Patientin entwickelten sich die Werte wie folgt:

Elastase-1	1.08.2000	50 µg / g Stuhl
	15.1.2001	78 µg / g Stuhl

Die Bestimmung des Enzyms Elastase-1 mit Hilfe einer Stuhlprobe gibt einfach und zuverlässig Aufschluss über die Funktion der Bauchspeicheldrüse bei Verdacht auf eine Insuffizienz.

Eine chronische Pankreasinssuffizienz erfordert in der Regel eine längerfristige Therapie über Monate und Jahre. Ich empfehle dann, zwischen OKOUBASAN und Okoubaka hin und her zu wechseln und immer wieder irgendeine Form der Reiztherapie dazwischen zu schalten, damit die Wirksamkeit der Mittel erhalten bleibt.

Darmsanierung mit SANUM-Therapie

Einleitung

Betrachtungen über dieses Thema und entsprechende Therapien stoßen zwangsläufig auf viele unterschiedliche, oft auch gegenteilige Ansichten. Nur die langjährige Behandlung einer großen Anzahl von Patienten verschafft die erforderliche Einsicht, welche Bedeutung für unser Leben der Darm, genauer gesagt die Darmflora, wirklich hat. Für mich hat der Darm einen absolut zentralen Stellenwert. Und damit stehe ich ja nun auch nicht gerade alleine da. So sagte schon der russische Nobelpreisträger Metschnikoff: "Der Tod sitzt im Darm!" Viele ältere Patienten bestätigen mir immer wieder, dass vor allem ihre Mütter schon immer auf eine geregelte Verdauung geachtet hätten. Diese Einsicht ist uns heute leider weitgehend verloren gegangen.

Dazu noch einmal der österreichische Arzt Dr. med. Pischinger in "Das System der Grundregulation", 8. Auflage, Haug-Verlag in MVS Medizinverlage Stuttgart GmbH & Co. KG, 1990 (→ Literatur): "Ein Störareal, das vielfach nicht entsprechend beachtet wird, ist der Verdauungstrakt. In der Submucosa des Magen-Darm-Trakts liegt das ganzheitliche Grundsystem in seiner reinsten Form vor. Wenn man dazu bedenkt, was der Mensch mit den Nahrungsmitteln seinem Verdauungstrakt zumutet, so darf man sich nicht wundern, dass das Darmsystem oft der größte Störbereich ist und Beschwerden solange einer Therapie widerstehen, bis Störfelder mit ihrer ganzheitlichen Wirkung, nicht zuletzt Darmflora und Darmfunktion, saniert sind. Die Sanierung der Darmkeimverhältnisse und der Darmfunktionen ist für den Erfolg einer Regulationstherapie wesentlich. Immerhin sind bei chronischen Krankheiten die Darmkeimverhältnisse bei 97,5 % der Patienten mehr oder minder schwer dysbiotisch."

Es ist unbestritten, dass der Darm in seiner Gesamtheit ein absolut zentrales Organsystem im Körper darstellt: Der Darm entscheidet, welche Stoffe in den Körper aufgenommen und welche ausgeschieden werden. Er reguliert mit Hilfe der Darmbakterien maßgeblich den pH-Wert und damit das Milieu des Körpers. Er wirkt entscheidend bei der Resorption von Vitamin B12 mit. Rund 80% der gesamten Körperabwehr befinden sich in den Lymphfollikeln (*Peyersche Plaques*) des darmassoziierten Lymphsystems (*GALT*). Das sind nur einige der wichtigsten uns heute bekannten Funktionen. Ich werde im weiteren Verlauf noch auf andere zu sprechen kommen, vor allem auf den außerordentlich wichtigen psychischen Bereich. Sehr lesenswert ist in diesem Zusammenhang der Bestseller von Giulia Enders „Darm mit Charme“. (→ Literatur)

Da es sich bei dem Thema Darm verständlicherweise um ein intimes Thema mit vielen Tabus handelt, setzt die Auseinandersetzung mit Problemen, die sich in diesem Bereich äußern, einiges vom Patienten, aber auch vom Therapeuten voraus. Es verlangt vor allem Vertrauen von Seiten des Patienten und Sensibilität von Seiten des Therapeuten.

Tatsache ist, dass Darmerkrankungen heutzutage einen breiten Raum einnehmen. Schätzungsweise zwei Drittel der Bevölkerung leiden unter Darmproblemen, wobei der Anteil der Frauen überwiegt. Oft finden diese Patienten über Jahrzehnte hinweg keine Hilfe und sich irgendwann zwangsläufig mit ihren Problemen ab.

Die Palette der Darmerkrankungen reicht von funktionellen Störungen wie dem Reizdarmsyndrom (Blähungen, Stuhlunregelmäßigkeiten, unklare Leibschmerzen) über entzündliche Darmerkrankungen (Morbus Crohn, Colitis ulcerosa) bis hin zu lebensbedrohlichen Erkrankungen wie dem Coloncarzinom. Ich möchte mich hier auf die ganzheitliche Therapie bei den in der Praxis überwiegend vorkommenden funktionellen Darmstörungen beschränken. Einen besonderen Raum nimmt dabei auch die Therapie von Pilzen im Darm ein.

In diesem Zusammenhang stelle ich immer wieder fest, dass viele Therapeuten den Begriff Darmsanierung doch recht leichtfertig gebrauchen. Wenn man etwas genauer nachfragt, erfährt man, dass mehr oder weniger willkürlich einzelne Mittel eingesetzt werden. Die Symptomatik verbessert sich dadurch oft auch kurzfristig. Nach wenigen Wochen oder nach dem Absetzen der Mittel ist aber alles schnell wieder, wie es war. Das ist keine Arbeit, mit der ich mich anfreunden kann. Manchmal geschieht das auch nur, um die Patienten irgendwie zufrieden zustellen, bzw. um nicht zugeben zu müssen, dass man mit diesem Problem keine Erfahrungen hat. Erfahrung ist bei Darmproblemen ganz wichtig. Erst im Laufe vieler Jahre kommt man dahinter, welche vielfältigen Gesundheitsprobleme mit dem Darm zu tun haben und mit welchen Reaktionen - vor allem auch im psychischen Bereich - bei einer Darmtherapie gerechnet werden muss.

Ich stehe daher, getreu meiner allgemeinen Einstellung, gerade bei diesem Thema auf dem Standpunkt: Nur wenig von dem, was sich Darmsanierung nennt, verdient diesen Namen. Eine Darmsanierung ist eine tiefgreifende Maßnahme, die unter Umständen ein bis zwei Jahre dauern kann, mit einem Therapiekonzept, das möglichst viele Bereiche des Körpers mit einbezieht. Dabei geht es nicht darum, nur irgendwelche vermeintlich falschen Darmkeime "zu beseitigen", sondern vielmehr, getreu der Philosophie Enderleins, um eine ursächliche, tiefgreifende Milieusanierung, aufgrund der der Körper dann in der Lage ist, alles nach seinen tatsächlichen Bedürfnissen zu regulieren.

Die Vorgehensweise in der Praxis

Darmpatienten kommen sehr oft sowohl mit bestimmten als auch mit unklaren Beschwerden. Je vielschichtiger die Symptome sind, desto wahrscheinlicher haben sie etwas mit dem Darm zu tun. So können neben Blähungen, Völlegefühl und Obstipation, bzw. Durchfall als Hauptsymptomen auch Hautphänomene, Haarprobleme, Juckreiz, Migräne, häufige Infekte, Harnwegsinfekte, Vaginalmykosen, aber auch Müdigkeit, Leistungsabfall, Schlafstörungen und andere Symptome auftreten. Manche Patienten haben auch schon eine Coloskopie hinter sich, die aber bei funktionellen Beschwerden keinerlei Hinweise bietet und therapeutisch meist auch wenig hilfreich ist.

Wenn Sie über ein Dunkelfeld-Mikroskop verfügen, können Sie über eine Nativblutuntersuchung in Form von Geldrollen, Darmrollen und Darmformen klare Hinweise auf vorhandene Darmprobleme (Störung des Darmmilieus und der Darmflora) bekommen, oft sogar lange bevor der Patient Beschwerden hat, die direkt dem Darm zugeordnet werden können.

Seitdem ich über ausreichende Erfahrungen mit der Dunkelfeld-Mikroskopie verfüge, lasse ich auch keine mikrobiologischen Stuhluntersuchungen mehr durchführen. Erstens sind diese Untersuchungen unzuverlässig, und zweitens wäre eine Behandlung nach Stuhlbefund auch nur wieder eine reine Symptombehandlung. Solange ich die Milieustörung im Dunkelfeld erkennen kann, genügt mir das vollkommen als Basis für eine Milieusanierung = Darmsanierung.

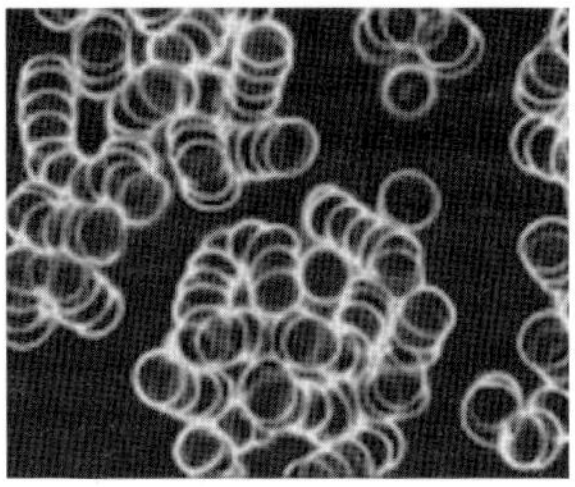

Geldrollen

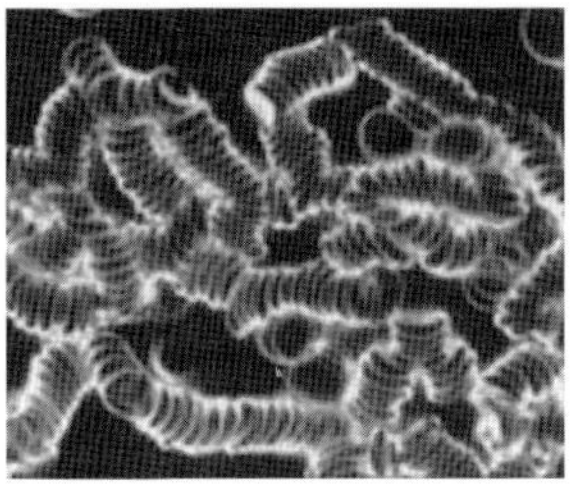

Darmrollen

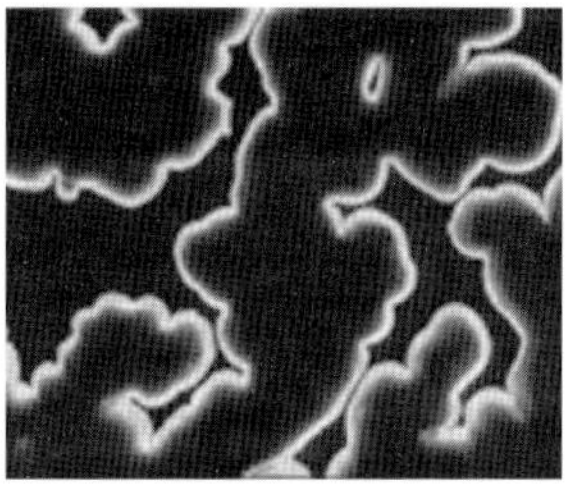

Darmformen

Eine weitere Maßnahme sollte eine Inspektion der Zähne und - je nach Zustand - die Weiterleitung an einen biologisch orientierten und handwerklich guten Zahnarzt sein. Leider ist es auch heute immer noch sehr schwierig, einen Zahnarzt zu finden, der auch nur einigermaßen den zu stellenden Anforderungen gerecht wird. Für viele Zahnärzte ist Amalgam immer noch kein Thema, ganz zu schweigen von der weitgehend anerkannten Erkenntnis, dass bei Zahnfleischproblemen eine Darmsanierung unbedingt erforderlich ist. In der Darmtherapie ist die Zusammenarbeit mit einem guten Zahnarzt unabdingbar. Es geschieht in der Praxis nicht selten, dass ich erst mit der Darmtherapie beginne, wenn die Zähne saniert sind (Amalgam entfernt, Parodontose-Behandlung, Zahnwurzelprobleme behandelt, „tote" Zähne entfernt). Der Zusammenhang zwischen Zähnen, Zahnfleisch und Darm darf als bekannt vorausgesetzt werden.

Der nächste Schritt sollte dann ein Schwermetalltest zur Feststellung der vorhandenen Schwermetallbelastung des Patienten anhand einer Urinprobe, z.B. mit Hilfe des SMT oder eines anderen Testverfahrens sein.

Schwermetalle blockieren zelluläre Atmungsvorgänge. So entsteht ein energiearmes Milieu, in dem sich Hefen gut vermehren können. Candida binden Schwermetalle und leiten sie aus dem Körper aus. Dabei gehen die Schwermetalle mit bestimmten Peptiden, die auch in Algen, Flechten und vielen Pflanzen vorkommen, eine Chelatbindung ein. Bei einer Behandlung mit Antimykotika wird die Zellwandsynthese und der Aminosäurenstoffwechsel der Hefen behindert und ihre Ausleitungsfähigkeit für Schwermetalle damit stark reduziert. (Dr. Rau, 1998)

Da in der Natur generell nichts ohne Grund geschieht, ist es naheliegend, dass Pilze im Körper den Versuch der Natur darstellen können, ein vorhandenes Schwermetallproblem für den Wirtsorganismus zu lösen. Insofern sind sie - wie so oft - nicht die Ursache der Erkrankung, sondern die Folge. Eine Therapie mit dem Ziel, die Pilze zu beseitigen, ist bei einer vorliegenden Schwermetallbelastung eigentlich gegen die Natur und daher von vornherein zum Scheitern verurteilt. Unabhängig von dieser Betrachtung stellen anorganische Schwermetalle eine Therapieblockade dar, gegen die Sie therapeutisch mit noch so guten Mitteln nicht ankommen werden.

Nach Vorliegen aller Untersuchungsbefunde ist die Grundlage für eine erfolgversprechende Darmtherapie gegeben. In bestimmten Fällen kann aber zu Ihrer Sicherheit durchaus auch eine zusätzliche schulmedizinische Abklärung notwendig sein!

Die Mittel der Darmsanierung

Die SANUM - Präparate haben sich im Rahmen eines Therapiekonzepts zur Darmsanierung über viele Jahre hinweg als sehr wirkungsvoll bewährt. Sie werden bei dieser Art der Therapie auch nur sehr selten Rezidive erleben, wenn die Patienten sich auch in bezug auf ihre Ernährung einigermaßen an die gegebenen Richtlinien halten und bereit sind, immer wieder einmal zur Auffrischung eine Colon-Hydro-Therapie durchführen zu lassen. Ich werde mich daher in meinen Therapievorschlägen weitgehend auf die SANUM-Mittel konzentrieren.

Die wichtigsten Mittel im Rahmen der Darmtherapie sind für mich:

Mittel	Indikationen
UTILIN **RECARCIN** **LATENSIN**	bei chronischen Entzündungen, zur Aktivierung der spezifischen Abwehr, Schleimhautmittel, Reizmittel (aktivierend bei stagnierenden Prozessen
NOTAKEHL	bei Entzündungen und als Reizverstärker
FORTAKEHL	zum Symbioseaufbau des Darmmilieus und bei Gastritis, Enteritis, Colitis, Ulcus ventriculi, Mykosen
SANKOMBI	zur Rückführung der endobiontischen Belastung, durchblutungsfördernd
SANUVIS	zur Regulierung des Dünndarm-Milieus
ALBICANSAN	bei Mykosen, speziell Candida-bedingt
PEFRAKEHL	bei Mykosen generell
EXMYKEHL	bei Darm- und Vaginalmykosen
NIGERSAN	bei Schimmelpilzen (Aspergillus niger u.a.)

Mutaflor	Colibakterien *Nissle 1917* regulieren entscheidend das Dickdarm-Milieu und die Darmflora insgesamt

Mittel	Indikationen
Mariendistel Curarina Urtinktur	zur Unterstützung der Leber während der Entgiftung
Metaharonga Meta Fackler	zur Unterstützung der Bauchspeicheldrüse während der Entgiftung Inhalt u.a.: **Haronga** ø (Drachenblutbaum) bei Funktionsstörungen des Pankreas **Eichhornia** D2 (Wasserhyazinthe) steigert die Pankreassekretion **Okoubaka** D2 (Urwaldbaumrinde) kardinales Entgiftungsmittel **Nux vomica** D4 (Brechnuss) bei Verdauungsbeschwerden (Katermittel) **Taraxacum** D1 (Löwenzahn) aktiviert Ausscheidungsvorgänge (Drainage)
Lebertee 225 g (eigene Rezeptur)	**Semen Cardui Mariae** 100 g (Mariendistel Samen) Heilpflanze zur Entlastung der Leber **Radix Taraxaci cum Herba** 50 g (Löwenzahn) steigert die Sekretion von Leber und Nieren **Folia menthae pip.** 50 g (Pfefferminz Blätter) fördert die Gallen- und Lebertätigkeit **Fructus Carvi cont.** 25 g (Kümmel) verbessert die Verträglichkeit vor allem fetter Speisen

Nach mehr als 25 Jahren Erfahrung stehe ich auf dem Standpunkt, dass auf die Colon-Hydro-Therapie im Rahmen einer Darmsanierung kaum verzichtet werden kann. Die Darmflora ist bekanntlich von Geburt an eine sehr standortfeste Einrichtung. Eine Störung der Darmflora, eine Dysbiose, entsteht in der Hauptsache durch Antibiotika, Cortison, Östrogen, Antazida, Konservierungsmittel in der Nahrung, Schwermetalle im Leitungswasser, Abführmittelmissbrauch u.v.m. Gerade die pathogenen Keime besitzen leider außerordentliche Fähigkeiten zur Bildung von Kolonien und zur Haftung auf der Darmschleimhaut. Es ist daher eine Illusion zu glauben, man könne das nur durch Einnahme von ein paar Mitteln entscheidend beeinflussen. In der Praxis sind das dann die Patienten, die jahrelang Darmsymbionten einnehmen, ohne dass sich an ihren Darmproblemen jemals etwas ändern würde.

Die Colon-Hydro-Therapie leistet hier nützliche Dienste. Durch 40-minütiges Spülen mit gefiltertem Wasser wechselnder Temperatur, verbunden mit einer gezielten Bauchmassage, wird der Dickdarm von alten Ablagerungen befreit. Außerdem wird so erreicht, dass sich im Darm überhaupt erst einmal etwas bewegt. Die Tatsache, dass durch das viele Wasser die Situation im Darm ziemlich in Unordnung gebracht wird, zwingt den Organismus zu einer Neuorientierung. Das ist eine gute Voraussetzung für eine erfolgreiche Therapie. Die Colon-Hydro-Therapie regeneriert die Darmschleimhaut, unterstützt den Aufbau einer gesunden Darmflora, stärkt das Immunsystem und sorgt ganz allgemein für Energie und Wohlbefinden.

Kontraindiziert ist die Colon-Hydro-Therapie lediglich bei akut- oder chronisch-entzündlichen Prozessen wie Morbus Crohn oder Colitis ulzerosa (→ Therapie Morbus Crohn). Bei Herzkreislauf-Patienten ist wegen des Mineralstoffverlustes mit der gebotenen Vorsicht vorzugehen.

Candida - ein kontroverses Thema

Es wird immer wieder - vor allem von Seiten der Schulmedizin - behauptet, Candida-Pilze im Körper hätte jeder und eine Behandlung sei daher nicht nötig.

"Pilze im Darm hat jeder, das macht doch nichts!"
Dieser Satz entbehrt jeder wissenschaftlichen Grundlage und gehört in die Mottenkiste medizinischer Irrtümer.
(Prof. Dr. med. Siegfried Nolting)

Hefepilze sind natürlich immer und überall vorhanden. Andererseits sind sie aber im menschlichen Körper potentielle (fakultativ pathogene) Krankheitserreger. Sie können somit für viele Probleme verantwortlich sein. Die Körperabwehr sollte daher geeignete Maßnahmen ergreifen, sie zu eliminieren. Wenn die Pilze aber im Stuhl nachweisbar sind, heißt das, die Körperabwehr hat sie unbeschadet passieren lassen. Wir haben also eigentlich nicht das Problem Hefepilze, sondern vor allem ein Schwermetallproblem und ein Problem mit der Körperabwehr. Eine Candida-Infektion ist nur bei gestörtem Immunsystem möglich. Unterstützt wird eine Infektion durch: Antibiotika, Immunsuppressiva, Bestrahlung, Zytostatika, Kortikosteroide (Cortison), Ovulationshemmer, künstliche Hormone, Schwangerschaft, erhöhten Zuckerkonsum, erhöhten Alkoholkonsum u.v.m.

Nach unserer Erfahrung können bei rund 50% der Patienten Candida-Pilze nachgewiesen werden. Die Notwendigkeit der Behandlung ist schon aus der Tatsache ersichtlich, dass diese Patienten sich nach erfolgreicher Behandlung deutlich besser fühlen. Um Missverständnissen vorzubeugen: Es geht auch hier - ähnlich wie bei den Bakterien - nicht um eine Bekämpfung der Candida-Pilze, was zu keiner dauerhaften Lösung führen würde, sondern um eine Änderung des Darmmilieus. Die Keime finden dann kein für sie geeignetes Milieu mehr vor und verschwinden.

Ein Extremfall war für mich vor einigen Jahren eine 45-jährige Lehrerin. Ihr Zustand war so schlecht, dass sie sich mit dem Gedanken tragen musste, ihren Beruf aufzugeben. Die damals von mir noch veranlasste Stuhluntersuchung ergab eine sehr hohe Candida-Besiedelung. Nach intensiver Therapie über einige Monate verschwanden die meisten ihrer Symptome. Sie strotzt seither vor Energie und Lebensfreude und ist eine meiner dankbarsten Patientinnen.

<u>Hier einige Grundsatz - Informationen zu Candida-Pilzen:</u>

Der Hefepilz Candida albicans kommt in zwei verschiedenen Wuchsformen vor, als Hefe und als Pilz = Dimorphismus (Cyclogenie !):

Einzelzelle (Hefe) = fakultativ pathogen, kann Haut- oder Schleimhaut-Läsionen verursachen

Unter gewissen Voraussetzungen, wie z.B. geschwächtes Immunsystem oder nach Einnahme von Antibiotika, Cortison oder Östrogen, kommt es zu einer Höherentwicklung und einer gesteigerten Pathogenität. Die Wirtszelle stirbt ab. Es kommt zum

Pseudomyzel (Pilz) = parasitär, invasiv, Gewebe-Läsionen durch Penetration

Nystatin - pro und contra?

Ein heiß diskutiertes Thema ist immer noch der Einsatz des Mittels *Nystatin* zur Behandlung von Hefepilzerkrankungen im Darm. Zu meinem großen Erstaunen treffe ich immer wieder Heilpraktiker, die mit größter Selbstverständlichkeit Nystatin einsetzen. Für mich ist das ganz einfach unzulässig! Die Behandlung mit Nystatin ist um kein Haar besser als die mit irgendeinem anderen Antimykotikum oder einem Antibiotikum.

Da wird dann immer wieder behauptet, Nystatin würde "*normalerweise*" nicht vom Körper resorbiert und wäre daher auf keinen Fall schädlich. Einem Schulmediziner würde ich das zur Not noch abnehmen, einem Heilpraktiker aber auf keinen Fall. Es ist einfach nicht die richtige Denkweise. Tatsache ist, dass wir bei Darmpatienten eben keinen Normalfall mehr haben und Nystatin sehr wohl resorbiert wird, wenn die Darmschleimhaut entzündet ist. Damit ist sie für größere Moleküle durchlässig (*Leaky Gut Syndrome* = erhöhte Darmdurchlässigkeit). Der an sich vielleicht harmlose Stoff Nystatin ist dann überhaupt nicht mehr harmlos, wenn er so in andere Körperbereiche eindringen kann.

Die Behauptung, die Behandlung mit Nystatin würde keine Nebenwirkungen verursachen, stimmt ebenfalls nicht. Das Nystatin inaktiviert eventuell vorhandene Pilze in großem Umfang. Diese müssen von der Körperabwehr und den Ausscheidungsorganen entsorgt werden, wodurch fast zwangsläufig starke Probleme entstehen. Und ein paar Wochen später ist das Pilzproblem ohnehin wieder da, da ja an den Ursachen nichts geändert wurde.

Dazu folgende Informationen:

„Nystatin wirkt zwar nachgewiesenermaßen antimykotisch und schädigt die darmeigene Flora nicht, jedoch ist schon die Behauptung der Hersteller, Nystatin würde nicht resorbiert, mit Vorsicht zu genießen. Da insbesondere bei massiver Pilzbelastung die Darmschleimhaut häufig entzündlich verändert und damit durchlässiger geworden ist, muss damit gerechnet werden, dass Nystatin durch passive Diffusionsvorgänge doch in die Blutbahn gelangt. Ferner wird immer wieder beobachtet, dass es nach Absetzen der Nystatin-Therapie zu Rezidiven kommt."

(Dr. Goos, 1999)

„Antimykotika zerstören Pilze und Hefen nicht, sondern hemmen nur deren Wachstum und Vermehrung. Die Nystatin-Behandlung verursacht oft starke Nebenwirkungen. Patienten mit Darmstörungen leiden oft unter dem Leaky Gut Syndrome. Dadurch kann Nystatin durch die Darmmukosa resorbiert werden und Stoffwechselblockaden von Leber und Nieren verursachen. Nystatin verursacht zellwandfreie Candida-Formen (CWD) und damit chronische Verlaufsformen und schwer behandelbare Rezidive!"

(Dr. Dr. Peter Schneider)

Ich bin auch kein Anhänger der so oft gepriesenen Antipilzdiät. Die Ansicht, man könne mit Hilfe von Nystatin und einer "*Antipilzdiät*" das Pilzproblem lösen, kann nur eine Illusion sein. So einfach ist es leider nicht.

Die "Antipilzdiät"

Die Ernährung ist ganz sicher ein wichtiger Faktor im Rahmen jeder Therapie. Vorhandene Pilze "*aushungern*" zu wollen, ist aber ebenso falsch, wie die Vorstellung, sie mit ein paar Pillen abtöten zu können. Das kann und wird nicht funktionieren. Im Gegenteil: Wenn ich den Pilzen ihre Nahrungsquelle entziehe, zwinge ich sie damit, sich nach anderen Möglichkeiten umzusehen. Damit entsteht die Gefahr, dass sie die Darmschleimhaut mit Hilfe proteolytischer (eiweißverdauender) Enzyme durchdringen und dann im Blut auftauchen, was zu Organmykosen führen kann. Daher ist bei einer Candidabelastung auch Fasten generell kontraindiziert!

Candida-Pilze ernähren sich ausschließlich von Zucker und gedeihen am besten in einem Fäulnismilieu, verursacht durch tierisches Eiweiß.

<u>Die Therapie verlangt daher:</u>

- Verzicht auf raffinierten Zucker und daraus hergestellte Produkte
- Verzicht auf Weißmehl und daraus hergestellte Produkte
- Reduzierung des Verzehrs von tierischem Eiweiß auf ein Minimum (Fleisch, Wurst, Eier, Milch, Milchprodukte, Käse)

Der Darmtherapie-Plan

Den nachstehenden Darmtherapie-Plan habe ich über viele Jahre hinweg erarbeitet und in der Praxis erprobt. Nach häufigen Umstellungen arbeite ich nun schon viele Jahre ohne große Veränderungen nach diesem Plan. Das heißt, ich ändere nur etwas, wenn die Dunkelfeld-Vitalblutanalyse oder die nachfolgende Anamnese besondere Belastungen erkennen lassen. Dieser Plan hat sich in Tausenden von Fällen als sehr zuverlässig und erfolgversprechend bewährt.

Wie Sie sehen, setze ich in der Darmtherapie relativ viele Mittel ein, was die Patienten oft als Zumutung empfinden, besonders wenn sie in ihrem Leben bisher nur wenige Medikamente eingenommen haben. Für die Einnahme gibt es daher einen richtig ausführlichen und übersichtlichen Therapieplan, den ich den Patienten zusammen mit einem Rezept für die benötigten Mittel aushändige. So kann der Patient Tag für Tag genau nachschauen, wann und wie er welche Mittel einnehmen sollte.

Auf die Frage der Patienten, weshalb so viele Mittel notwendig sind, erkläre ich, dass die Darmsituation mit einer oft über Jahre oder Jahrzehnte gestörten Darmflora eine sehr standortfeste Einrichtung ist. Wenn wir daran etwas ändern wollen, müssen wir auf relativ breiter Basis und an verschiedenen Stellen des Körpers aktiv werden.

Die Durchführung der Darmsanierung folgt dem Schema:

1. Milieuvorbereitung mit **ALKALA**
2. Reiz- und Schleimhauttherapie mit den Bakterienpräparaten **LATENSIN**, **UTILIN** und **RECARCIN**
3. Einsatz der Regulatoren **FORTAKEHL**, **PEFRAKEHL** und **SANKOMBI**
4. Symbioseaufbau (probiotische Therapie) mit geeigneten Mitteln

Die im Therapieplan vorkommenden ***Spirulina*** und ***Chlorella*** - Algenpräparate haben bekanntlich - ebenso wie Pilze - die Fähigkeit, anorganische Schwermetalle zu binden (*Chelatbindung*) und damit für den Körper ausscheidungsfähig zu machen (→ Candida). Daneben enthalten sie rund 60% biologisch verfügbares pflanzliches Protein, wertvolle organische Mineralien (z.B. Eisen) und zahlreiche Vitamine, liefern damit Energie, und unterstützen so die Gesamttherapie sehr vorteilhaft. Wichtig ist, dass Sie biologisch einwandfreie Algen aus Süßwasserplantagen verwenden, z.B. von Fa. *Keimling*.

Das Mittel ***Mutaflor***® ist für mich im Rahmen der Darmtherapie unverzichtbar. Dazu eine kurze Information: Der Freiburger Arzt *Dr. Nissle* stellte im 1. Weltkrieg fest, dass in seiner Kompanie alle Soldaten - außer einem einzigen - an Ruhr, bzw. Durchfall erkrankt waren. Er untersuchte daraufhin die Darmflora dieses Soldaten und fand bei ihm einen abweichenden Coli-Keim, der offensichtlich verhinderte, dass dieser Soldat erkrankte. Er isolierte diesen Keim und entwickelte daraus das Mittel Mutaflor. Mutaflor enthält heute immer noch den gleichen vermehrungsfähigen Coli-Keim, den Dr. Nissle 1917 entdeckt hat. Es spricht für die Qualität dieses Keims, dass er sich im Verlauf von mehr als fast 100 Jahren praktisch nicht verändert und keinerlei pathogene Eigenschaften entwickelt hat.

Das im Plan enthaltene Mittel **SANUVIS** enthält (L+) Milchsäure in einem Potenzakkord zur Verbesserung der Situation im Dünndarm. Den Verzehr von Joghurt halte ich demgegenüber - trotz aller Hinweise in der Werbung - therapeutisch für wenig wirksam. Wesentlich effektiver als Joghurt ist eine Gabel voll rohes Sauerkraut, jeweils vor dem Essen. Ich bin auch kein Anhänger davon, körperfremde, also unphysiologische Bakterien- oder Pilzkeime wie z.B. *Komboucha* oder *Kefir* laufend in größeren Mengen in den Körper zu bringen.

Es gibt natürlich auch andere Möglichkeiten der Darmtherapie und andere Mittel. Ich persönlich arbeite grundsätzlich und kompromisslos nur noch nach dem folgenden Plan und behandle auf diese Weise seit annähernd 25 Jahren Patienten mit durchweg sehr guten Erfolgen.

Eine Darmsanierung ist auch keine Therapie von vier oder sechs Wochen. In seltenen Fällen ist das möglich. Es kann aber durchaus auch ein oder zwei Jahre dauern, wobei die Geduld des Patienten natürlich stark gefordert ist, zumal in den ersten Wochen oft eher Verschlimmerungen als sofortige Verbesserungen auftreten.

Der Darm-Sanierungsplan

Dat.	Tag	morgens	mittags	abends	Bemerkungen
	1. Tag	**LATENSIN (B. cereus)** 1 Kapsel **ALKALA N** nach Anweisung **Spirulina / Chlorella** 3 Tabl. täglich zum Essen	**ALKALA N** nach Anweisung **Spirulina / Chlorella** 3 Tabl. täglich zum Essen	**ALKALA N** nach Anweisung **Spirulina / Chlorella** 3 Tabl. täglich zum Essen	**Bacillus cereus, B. subtilis, Bacillus firmus** morgens nüchtern: Kapsel öffnen und Inhalt unter die Zunge streuen, dann 1 St. nichts essen und trinken **ALKALA N** 1 Teelöffel in 1 Glas Wasser lösen u. je 1/3 vor dem Essen trinken **Spirulina** od. **Chlorella** tägl. einnehmen bis Glas leer, danach neuer Schwermetall-Test erforderlich **Mariendistel**, **Metaharonga**, **Lebertee** lt. Rezept
	2. Tag	**ALKALA N**	**ALKALA N**	**ALKALA N**	
	3. Tag	**UTILIN (B. subtilis)** 1 Kapsel **ALKALA N**	**ALKALA N**	**ALKALA N**	
	4. Tag	**ALKALA N**	**ALKALA N**	**ALKALA N**	
	5. Tag	**RECARCIN (B. firmus)** 1 Kapsel **ALKALA N**	**ALKALA N**	**ALKALA N**	
	6. Tag	**ALKALA N**	**ALKALA N**	**ALKALA N**	
	7. Tag	**LATENSIN (B. cereus)** 1 Kapsel **ALKALA N**	**ALKALA N**	**ALKALA N**	
	8. Tag	**ALKALA N**	**ALKALA N**	**ALKALA N**	
	9. Tag	**UTILIN (B. subtilis)** 1 Kapsel **ALKALA N**	**ALKALA N**	**ALKALA N**	
	10. Tag	**ALKALA N**	**ALKALA N**	**ALKALA N**	
	11. Tag	**RECARCIN (B. firmus)** 1 Kapsel **ALKALA N**	**ALKALA N**	**ALKALA N**	
	12. Tag	**ALKALA N**	**ALKALA N**	**ALKALA N**	
	13. Tag	**LATENSIN (B. cereus)** 1 Kapsel **ALKALA N**	**ALKALA N**	**ALKALA N**	
	14. Tag	**ALKALA N**	**ALKALA N**	**ALKALA N**	
	15. Tag	**FORTAKEHL** 1 Tablette nach Anweisung **UTILIN (B. subtilis)** 1 Kapsel **Mutaflor mite** 1 Kapsel zum Essen **SANUVIS** 1 Tabl. zum Essen	**SANKOMBI** 8 Tropfen nach Anweisung **SANUVIS** 1 Tabl. zum Essen	**PEFRAKEHL** 8 Tropfen nach Anweisung **Mutaflor mite** 1 Kapsel zum Essen **SANUVIS** 1 Tabl. zum Essen	**FORTAKEHL** Tablette unter der Zunge zergehen lassen, danach 1 Stunde nichts essen und nichts trinken, an den Tagen mit Kapseln diese gleichzeitig einnehmen u. danach 1 Stunde nichts essen und nichts trinken **SANKOMBI**, **PEFRAKEHL** je 4 Tr. vom Handrücken in jedes Nasenloch ziehen
	16. Tag	**FORTAKEHL** 1 Tablette nach Anweisung **Mutaflor mite** **SANUVIS** 1 Tabl. zum Essen	**SANKOMBI** 8 Tropfen nach Anweisung **SANUVIS** 1 Tabl. zum Essen	**PEFRAKEHL** 8 Tropfen nach Anweisung **Mutaflor mite** **SANUVIS** 1 Tabl. zum Essen	
	17. Tag	**FORTAKEHL** 1 Tablette nach Anweisung **RECARCIN (B. firmus)** 1 Kapsel **Mutaflor mite** **SANUVIS** 1 Tabl. zum Essen	**SANKOMBI** 8 Tropfen nach Anweisung **SANUVIS** 1 Tabl. zum Essen	**PEFRAKEHL** 8 Tropfen nach Anweisung **Mutaflor mite** **SANUVIS** 1 Tabl. zum Essen	

Dat.	Tag	morgens	mittags	abends	Bemerkungen
	18. Tag	**FORTAKEHL** 1 Tablette nach Anweisung **Mutaflor mite** **SANUVIS** 1 Tabl. zum Essen	**SANKOMBI** 8 Tropfen nach Anweisung **SANUVIS** 1 Tabl. zum Essen	**PEFRAKEHL** 8 Tropfen nach Anweisung **Mutaflor mite** **SANUVIS** 1 Tabl. zum Essen	
	19. Tag	**FORTAKEHL** 1 Tablette nach Anweisung **LATENSIN (B. cereus)** 1 Kapsel **Mutaflor mite** **SANUVIS** 1 Tabl. zum Essen	**SANKOMBI** 8 Tropfen nach Anweisung **SANUVIS** 1 Tabl. zum Essen	**PEFRAKEHL** 8 Tropfen nach Anweisung **Mutaflor mite** **SANUVIS** 1 Tabl. zum Essen	
	20. Tag	**FORTAKEHL** 1 Tablette nach Anweisung **Mutaflor mite** **SANUVIS** 1 Tabl. zum Essen	**SANKOMBI** 8 Tropfen nach Anweisung **SANUVIS** 1 Tabl. zum Essen	**PEFRAKEHL** 8 Tropfen nach Anweisung **Mutaflor mite** **SANUVIS** 1 Tabl. zum Essen	
	21. Tag	**FORTAKEHL** 1 Tablette nach Anweisung **UTILIN (B. subtilis)** 1 Kapsel **Mutaflor mite** **SANUVIS** 1 Tabl. zum Essen	**SANKOMBI** 8 Tropfen nach Anweisung **SANUVIS** 1 Tabl. zum Essen	**PEFRAKEHL** 8 Tropfen nach Anweisung **Mutaflor mite** **SANUVIS** 1 Tabl. zum Essen	
	22. Tag	**FORTAKEHL** 1 Tablette nach Anweisung **Mutaflor mite** **SANUVIS** 1 Tabl. zum Essen	**SANKOMBI** 8 Tropfen nach Anweisung **SANUVIS** 1 Tabl. zum Essen	**PEFRAKEHL** 8 Tropfen nach Anweisung **Mutaflor mite** **SANUVIS** 1 Tabl. zum Essen	
	23. Tag	**FORTAKEHL** 1 Tablette nach Anweisung **RECARCIN (B. firmus)** 1 Kapsel **Mutaflor mite** **SANUVIS** 1 Tabl. zum Essen	**SANKOMBI** 8 Tropfen nach Anweisung **SANUVIS** 1 Tabl. zum Essen	**PEFRAKEHL** 8 Tropfen nach Anweisung **Mutaflor mite** **SANUVIS** 1 Tabl. zum Essen	
	24. Tag	**FORTAKEHL** 1 Tablette nach Anweisung **Mutaflor mite** **SANUVIS** 1 Tabl. zum Essen	**SANKOMBI** 8 Tropfen nach Anweisung **SANUVIS** 1 Tabl. zum Essen	**PEFRAKEHL** 8 Tropfen nach Anweisung **Mutaflor mite** **SANUVIS** 1 Tabl. zum Essen	
	25. Tag	**FORTAKEHL** 1 Tablette nach Anweisung **LATENSIN (B. cereus)** 1 Kapsel **Mutaflor** **SANUVIS** 1 Tabl. zum Essen	**SANKOMBI** 8 Tropfen nach Anweisung **SANUVIS** 1 Tabl. zum Essen	**PEFRAKEHL** 8 Tropfen nach Anweisung **Mutaflor** **SANUVIS** 1 Tabl. zum Essen	
	26. Tag	**FORTAKEHL** 1 Tablette nach Anweisung **Mutaflor** **SANUVIS** 1 Tabl. zum Essen	**SANKOMBI** 8 Tropfen nach Anweisung **SANUVIS** 1 Tabl. zum Essen	**PEFRAKEHL** 8 Tropfen nach Anweisung **Mutaflor** **SANUVIS** 1 Tabl. zum Essen	
	27. Tag	**FORTAKEHL** 1 Tablette nach Anweisung **UTILIN (B. subtilis)** 1 Kapsel **Mutaflor** **SANUVIS** 1 Tabl. zum Essen	**SANKOMBI** 8 Tropfen nach Anweisung **SANUVIS** 1 Tabl. zum Essen	**PEFRAKEHL** 8 Tropfen nach Anweisung **Mutaflor** **SANUVIS** 1 Tabl. zum Essen	
	28. Tag	**FORTAKEHL** 1 Tablette nach Anweisung **Mutaflor** **SANUVIS** 1 Tabl. zum Essen	**SANKOMBI** 8 Tropfen nach Anweisung **SANUVIS** 1 Tabl. zum Essen	**Pefrakehl** 8 Tropfen nach Anweisung **Mutaflor** **SANUVIS** 1 Tabl. zum Essen	

Dat.	Tag	morgens	mittags	abends	Bemerkungen
	29. Tag	**FORTAKEHL** 1 Tablette nach Anweisung **RECARCIN (B. firmus)** 1 Kapsel **Mutaflor** **SANUVIS** 1 Tabl. zum Essen	**SANKOMBI** 8 Tropfen nach Anweisung **SANUVIS** 1 Tabl. zum Essen	**PEFRAKEHL** 8 Tropfen nach Anweisung **Mutaflor** **SANUVIS** 1 Tabl. zum Essen	
	30. Tag	**FORTAKEHL** 1 Tablette nach Anweisung **Mutaflor** **SANUVIS** 1 Tabl. zum Essen	**SANKOMBI** 8 Tropfen nach Anweisung **SANUVIS** 1 Tabl. zum Essen	**PEFRAKEHL** 8 Tropfen nach Anweisung **Mutaflor** **SANUVIS** 1 Tabl. zum Essen	
	31. Tag	**FORTAKEHL** 1 Tablette nach Anweisung Mutaflor **SANUVIS** 1 Tabl. zum Essen	**SANKOMBI** 8 Tropfen nach Anweisung **SANUVIS** 1 Tabl. zum Essen	**PEFRAKEHL** 8 Tropfen nach Anweisung **Mutaflor** **SANUVIS** 1 Tabl. zum Essen	
	32. Tag	**FORTAKEHL** 1 Tablette nach Anweisung **Mutaflor** **SANUVIS** 1 Tabl. zum Essen	**SANKOMBI** 8 Tropfen nach Anweisung **SANUVIS** 1 Tabl. zum Essen	**PEFRAKEHL** 8 Tropfen nach Anweisung **Mutaflor** **SANUVIS** 1 Tabl. zum Essen	
	33. Tag	**FORTAKEHL** 1 Tablette nach Anweisung **Mutaflor** **SANUVIS** 1 Tabl. zum Essen	**SANKOMBI** 8 Tropfen nach Anweisung **SANUVIS** 1 Tabl. zum Essen	**PEFRAKEHL** 8 Tropfen nach Anweisung **Mutaflor** **SANUVIS** 1 Tabl. zum Essen	
	34. Tag	**FORTAKEHL** 1 Tabl. nach Anweisung **Mutaflor** **SANUVIS** 1 Tabl. zum Essen	**SANKOMBI** 8 Tropfen n. Anweisung **SANUVIS** 1 Tabl. zum Essen	**PEFRAKEHL** Tropfen nach Anweisung **Mutaflor** **SANUVIS** 1 Tabl. zum Essen	**FORTAKEHL**, **SANKOMBI**, **PEFRAKEHL**, **SANUVIS** weiter einnehmen bis Fl./Packung leer

alle Mittel - außer ALKALA N - solange einnehmen bis Mittel aufgebraucht!

Therapie: Magenbeschwerden

Viele Patienten, vor allem Männer, leiden in erster Linie unter Magenbeschwerden und nicht unter Darmbeschwerden. Auch in diesen Fällen kann es durchaus sinnvoll sein - gegebenenfalls nach schulmedizinischer Abklärung - die Therapie mit einer Darmbehandlung zu beginnen. Erfahrungsgemäß verschwinden oft die Magenprobleme, wenn der Darm wieder in Ordnung ist.

In diesem Zusammenhang möchte ich noch zwei weitere Themen aufgreifen: *Helicobacter pylori* und *Antazida*. Das Bakterium Helicobacter wird heute weitgehend für alle mit dem Magen zusammenhängenden Probleme inklusive Magencarzinom verantwortlich gemacht. Es erübrigt sich eigentlich schon fast, hier an dieser Stelle dazu etwas zu sagen. Vielleicht nur soviel, dass meiner Meinung nach hier wieder einmal einer zum Sündenbock gemacht wird, der nicht die Ursache, sondern allenfalls die Folge des Problems darstellt. Jedem, der auch nur halbwegs die Enderlein - Philosophie verstanden hat, müsste das eigentlich klar sein.

Andererseits bietet Helicobacter der Schulmedizin natürlich wieder einmal die Möglichkeit, Antibiotika einzusetzen. Vor der Antibiotika-Therapie müssen Antazida eingesetzt werden, um die Magensäure zu reduzieren. Auch diese Maßnahme ist für den Patienten zum Nachteil, denn die säureproduzierenden Belegzellen des Magens liefern bekanntlich die vier- bis fünffache Menge der alkalischen Puffersubstanz NaHCO3.

Antazida sind die mit am meisten verkauften rezeptfreien Medikamente! Wer einmal die umfangreichen Nebenwirkungen einer Packungsbeilage studiert hat, kann sich darüber nur wundern. Da finden sich von Sehstörungen über Hörprobleme Symptome an mehr oder weniger allen Organen und Organsystemen bis hin zum anaphylaktischen Schock. Wie schon gesagt: rezeptfrei!

Darm und Hautprobleme

Die Haut ist bekanntlich ein Notventil für den Darm. Hautprobleme aller Art sind daher immer ein Hinweis auf Darmprobleme. z.B. bei Hautunreinheiten, Pickeln, Akne, Exanthemen und auch bei störenden Hautausdünstungen, bei starkem Schwitzen. Das Gleiche gilt aber auch umgekehrt: Jeder Patient schildert während einer Darmsanierung, dass sich die Hautbeschaffenheit deutlich verbessert. Besonders Frauen registrieren das mit großer Genugtuung.

Praxisfall 1: Akne

Patientin, 52 J., starke Akne im Gesicht seit der Pubertät, unklare Darmprobleme, Schwindel, Übelkeit, schmerzhafte Fingergrundgelenke morgens, HWS-Syndrom, Tinnitus. Die Patientin kam im April 2001 erstmalig in unsere Praxis. Als Lehrerin litt sie sehr unter ihrem Aussehen.

Dunkelfeld: Darmrollen, Geldrollen, Filite, Thrombozytennester, Targetzellen, rheumatische Disposition

Therapie: Darmsanierung lt. Plan (→ Darmsanierung)
10 Sitzungen Colon-Hydro-Therapie

danach: vierteljährlich Colon-Hydro-Therapie Auffrischungsbehandlungen

Ergebnis: Kontrollbesuch im März 2003: Die Akne war vollständig abgeheilt, ohne irgendwelche Spuren zu hinterlassen! Die Patientin war glücklich und zufrieden. Das Problem ist in den Jahren danach auch nie mehr aufgetreten. Das ist eine Heilung, wie ich sie mir vorstelle, nur mit Darmsanierung!

Praxisfall 2: Exanthem

Patientin aus der Landwirtschaft, 47 J., Akne seit der Pubertät, seit Frühjahr 2007 starkes Exanthem am ganzen Kopf und am Hals, rot, stark geschwollen. Die Patientin kam 3 Tage vor Weihnachten 2007 erstmalig in unsere Praxis, völlig verzweifelt, weil alle bisherigen therapeutischen Versuche nichts gebracht haben. Wir haben daher sofort mit der Darmtherapie begonnen.

Therapie: Darmsanierung lt. Plan (→ Darmsanierung),
20 Sitzungen Colon-Hydro-Therapie bis April 2008,
Verzicht auf Kuhmilch, Kuhmilchprodukte und tierisches Eiweiß

danach: vierteljährlich Colon-Hydro-Therapie Auffrischungsbehandlungen

Ergebnis: Kontrollbesuch im Dezember 2008: Die Patientin ist symptomfrei, reagiert aber sofort auf falsche Ernährung mit einem leichten Ausschlag! Ich denke, das ist auch gut so, denn es bewahrt sie davor, in alte, falsche Essgewohnheiten zurückzufallen.

Hier noch ein weiterer, interessanter Praxisfall, der zeigt, dass man sich das Problem schon genau anschauen sollte, bevor man therapeutisch aktiv wird:

Praxisfall 3: **Candida - Exanthem** (lt. Abstrich)

Patientin, 70 J., seit 9 Monaten ausgedehntes Candida-Exanthem im Urogenitalbereich, stark juckend, schmerzhaft, keinerlei Erfolg mit Nystatin

Therapie: Darmsanierung lt. Plan (→ Darmsanierung)

danach: Injektion i.v. wöchentlich 1 Ampulle PEFRAKEHL (nach Test!)

Ergebnis: Nach wenigen Wochen ist das Exanthem vollständig verschwunden

Candida - Hefepilze können u.a. auch Hauteffloreszenzen (Candidide) verursachen, meist als Begleiterscheinung einer intestinalen Pilzinfektion: vesikulöse, papulöse, meist klar mit einer roten Linie begrenzte Hautirritationen, überwiegend im Anal- oder Urogenitalbereich, Analekzeme, Windeldermatitis bei Kindern.

Therapiekontrolle

Drei bis sechs Monate nach durchgeführter Darmsanierung sollten zur Kontrolle eine Dunkelfeld-Blutuntersuchung und ein Schwermetalltest des Urins erfolgen. Je nach Ergebnissen wird die Therapie dann fortgesetzt, bzw. den Erfordernissen angepasst. Sie werden mit diesem Therapiekonzept sehr viel Erfolg haben. In sehr seltenen Fällen werden Sie aber trotz aller Bemühungen und trotz bester Therapie nicht vorwärts kommen. Suchen Sie dann nach bisher verborgen gebliebenen Therapieblockaden wie z.B. schulmedizinischen Medikamenten, die der Patient unnötigerweise einnimmt. Oder versuchen Sie zu ergründen, wozu der Patient sein Darmproblem "braucht".

Darm und Psyche

Das gesamte Verdauungssystem hat bekanntlich sehr viel mit der Art unserer mentalen und emotionalen Problembewältigung zu tun. Es lohnt sich, darauf etwas näher einzugehen, denn Sie werden in der Praxis im Laufe einer Therapie sehr oft damit konfrontiert werden.

Der Magenpatient ist in der Regel männlich, kritisch bis überkritisch gegen andere und sich selbst und stark abhängig von der Meinung anderer. Er versucht, ständig Höchstleistungen zu bringen, um die notwendige Anerkennung zu finden. Der Darmpatient, richtiger gesagt, die Darmpatientin, ist meist weiblich und neigt dazu, ihre Probleme zu verdrängen, "runter zu schlucken". Die Männer finden oft leichter ein Ventil (Sportplatz, Fußball im Fernsehen, Wirtshaus usw.), während die Frauen auch heute noch oft gezwungen sind, ihre Rolle als liebe und geduldige Frau und Mutter für Mann und Kinder bis zum Geht-nicht-mehr zu spielen.

So landet im Darm dann über Jahre und Jahrzehnte nicht nur Müll aus der durch ständigen Frust oft falschen Ernährung, sondern auch sehr viel "seelischer Müll". Sie können davon ausgehen, dass dieser Ballast während der Therapie fast zwangsläufig ans Tageslicht kommt, und dann für Patient und Therapeut eine große Herausforderung darstellt. Der Patient, bzw. die Patientin, hat so aber auch die große Chance, die Probleme noch einmal anzuschauen und - wenn möglich - nicht mehr runterzuschlucken. Hier wird sich oft entscheiden, ob die Darmproblematik dauerhaft verändert werden kann.

Morbus Crohn

Praxisfall: Morbus Crohn

Lehrer, 58 J., Morbus Crohn seit 1991, schubweiser Verlauf, häufige Tenesmen, 15 kg Gewichtsverlust in relativ kurzer Zeit, Darmstenosen, akut: Abszess im Dünndarm

Der Patient kam im Juni 2006 erstmalig in unsere Praxis, in ziemlich schlechtem Allgemeinzustand, während einer Antibiotikabehandlung wegen des Abszesses. Zusätzlich zu dem seit 1991 verordneten Cortison sollte er zukünftig Imurek® einnehmen. Imurek ist ein Immunsuppressivum (Immunblocker), das üblicherweise bei Organtransplantationen, neuerdings aber auch bei rheumatischen und anderen (Autoimmun-) Erkrankungen, eingesetzt wird. Die dokumentierten Nebenwirkungen sind horrend (siehe "Rote Liste") und waren ausreichend, den Patienten von einer Anwendung abzuhalten.

Diagnose:

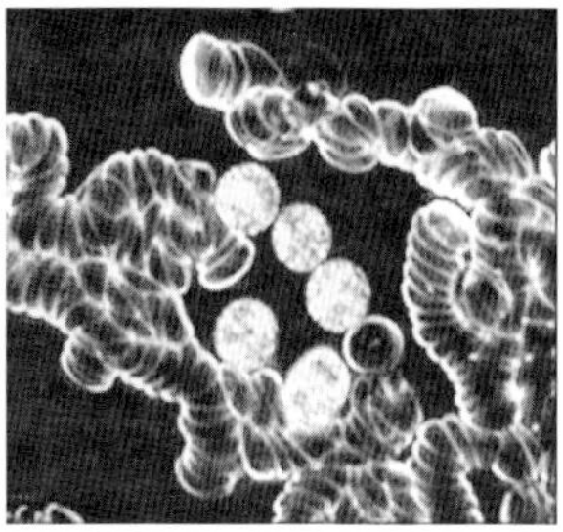

Die durchgeführte Dunkelfeld-Vitalblutanalyse ergab:

„Darmrollen“ = Darmprobleme ganz allgemein

Zahlreiche Granulozyten in einem Bild = Hinweis auf eine gesteigerte Aktivität des Immunsystems = Autoimmunprozess. Das Dunkelfeld liefert uns somit eine Bestätigung der schulmedizinischen Diagnose als auch eine Möglichkeit, den Therapieverlauf über das Befinden des Patienten hinaus zu kontrollieren.

Therapie:

1. Durchführung einer ersten Darmtherapie lt. Darmtherapieplan (ohne Colon-Hydro-Therapie). Nach zwei Monaten und einer deutlichen Besserung der Symptomatik hat der Patient aus eigenem Entschluss begonnen, die Einnahme von Cortison zu reduzieren. Verordnung von Schüßlersalzen nach Test.
2. Januar 2007: Dunkelfeld-Kontrolle und danach zweiter Einsatz der Mittel lt. Darmtherapieplan. Kontinuierliches Reduzieren der Cortison-Einnahme durch den Patienten bei ständiger Verbesserung der gesundheitlichen Situation.
3. Oktober 2007: Dunkelfeld-Kontrolle und erneute Einnahme der Mittel lt. Darmtherapieplan.
4. März 2008: Dunkelfeld-Kontrolle und erneute Einnahme der Mittel lt. Darmtherapieplan.

Bei dieser Gelegenheit berichtet der Patient, dass er seit Monaten kein Cortison mehr genommen hat, da er keinerlei Beschwerden mehr hat !

Die Erfahrung der zurückliegenden Jahre hat gezeigt, dass dieser Patient auf Dauer dreimal jährlich den kompletten Darmtherapieplan durchführen muss, da seine Disposition als solche erhalten bleibt. Damit ist er aber komplett symptomfrei! Man muss sich das Ganze mal auf der Zunge zergehen lassen: Eine weitgehende Heilung bei einer schulmedizinisch chronisch unheilbaren Erkrankung in fortgeschrittenem Stadium in weniger als zwei Jahren, nur durch die richtigen Maßnahmen und die richtigen Mittel! Keine Unterdrückung des Immunsystems, sondern Aufbau und Regulation solange, bis der Körper die Arbeit wieder alleine übernehmen konnte.

Für mich sind solche Fälle die Sternstunden meiner Arbeit und die Bestätigung für die von mir beharrlich vertretenen Ansichten. Nach dem vorstehenden Konzept habe ich in den vergangenen Jahren zahlreiche Patienten erfolgreich behandelt, wobei man bei Autoimmunerkrankungen immer auch einen Blick auf die psychische Situation werfen muss. Wenn der Patient sein Aggressionspotential nicht adäquat verarbeitet, ist der Körper wie so oft der Sündenbock, der das dann alles ausbaden muss.

Seit einiger Zeit werde ich von der Schulmedizin mit einer neuen Variante konfrontiert: *Remicade*-Infusionen®.

"Remicade® (*Infliximab*) ist ein chimärer monoklonaler Antikörper, ein Immunsuppressivum. Es ist seit 1999 in der EU für die Behandlung des Morbus Crohn, u.a. auch bei Kindern, zugelassen. Infliximab hat von allen TNF-alpha-Blockern die höchste Rate an anaphylaktischen Reaktionen. Dies ist auf die Herstellungsart zurückzuführen, da es sich nicht um ein Humanprotein handelt, sondern eines von Mäusen."

Quelle: WIKIPEDIA

Die Infusionen erfolgen in der Regel alle 8 Wochen und kosten Tausende! Ich erspare Ihnen einen weiteren Kommentar von meiner Seite. Nur so viel: Es ist mir wiederholt gelungen, das Mittel sofort abzusetzen und die Patienten in der vorstehend geschilderten Art und Weise zu behandeln. Mit Erfolg! Man kann nur staunen, welche Summen die Pharma-Lobby bei den Krankenkassen da locker macht. Wenn es bei unseren Behandlungen um Beträge in der Größenordnung von 1.000 € geht, meinen die PKVs dann oft "es wäre medizinisch nicht notwendig!"

In Verbindung mit dem geschilderten Praxisfall lohnt sich eine allgemeine Betrachtung zum Thema Immunsystem: Mit den Begriffen immunsuppressiv, Immunmodulator, bzw. Immunblocker habe ich ein Riesenproblem. Im Fall einer Organtransplantation mag das ja sinnvoll und auch notwendig sein. In allen anderen Fällen sollte man sich aber einmal mit der Funktion und Aufgabe des Immunsystems beschäftigen. Lesen Sie dazu bitte das sehr interessante Buch von Dr. med. August M. Zoebl (→ Literatur).

Man kann darüber denken, wie man will. Tatsache ist, dass mehr oder weniger alle schulmedizinischen Medikamente immunsuppressiv wirken, mit den Folgen, die wir jeden Tag sehen können. Ich beobachte im Dunkelfeld und in der Praxis in den letzten Jahren ein deutlich verändertes Bild: Früher hatten wir viele akute Infekte, die nach ein bis zwei Wochen - mit und oft auch ohne Medizin - vorbei waren. Heute erlebe ich laufend Patienten, die unter latenten, chronischen Infekten leiden. Typische Aussage: "Es geht nicht vorwärts und nicht rückwärts!" Der Körper hat keine Chance mehr, einen Prozess korrekt und vollständig auszuheilen, da ständig nur die Symptome unterdrückt werden.

Paradebeispiel sind Kinder, die sechs- oder siebenmal in einem Jahr an Scharlach erkranken und jedes Mal wieder mit Antibiotika behandelt werden. Ich habe vor ungefähr 10 Jahren zum ersten Mal einen Patienten mit CWD-Bakterien im Sofortblut (!) beobachtet. Heute sehe ich das regelmäßig jede Woche. Die Situation wird zunehmend unbehandelbarer. Genau aus diesem Grund ist auch im Verlauf der letzten Jahre, neben der Milieu- und Darmsanierung, die Arbeit mit dem Immunsystem bei durch immunsuppressive Behandlungen geschädigten Patienten der zweite Eckpfeiler unserer Praxisarbeit geworden.

Allergien, das Übel unserer Zeit

Ich beobachte immer wieder mit Erstaunen, dass Patienten in fortgeschrittenem Alter kaum unter Allergien leiden. Für jüngere Patienten dagegen, Erwachsene und Kinder, ist ein Allergiepass heutzutage schon fast die Normalsituation, für viele sogar eine Art Statussymbol. Eine Pollenallergie ist etwas ganz Alltägliches geworden. Oft lassen sich schulmedizinisch weitere Allergien nachweisen, z.B. gegen Lebensmittel, Hausstaub, Katzenhaare, Topfpflanzen, Nickel und vieles mehr.

Es liegt nahe, dass die meisten älteren Menschen sich ihr Leben lang weitgehend natürlich ernährt haben, oft aus einem eigenen kleinen Garten. Sie haben eine gesunde Abneigung gegen Medikamente und sie leiden vor allem nicht unter dem heutigen Sauberkeits- und Hygienewahn. Jüngere Menschen leben dagegen oft überwiegend von einer industriell mit zahllosen synthetischen Zusatzstoffen manipulierten Nahrung wie Fast Food oder Pizza. Sie trinken Unmengen Cola und andere stark zuckerhaltige Kunstgetränke. Sie konsumieren bedenkenlos H-Milch und Milchprodukte aus intensiver Tierhaltung mit Antibiotika und Hormonen und Eier von Käfighühnern.

Sie leben und arbeiten in Räumen aus Beton und Stahl, mit künstlichem Licht und durch Computer, Fernseher und viele andere technische Installationen verursachtem Elektrosmog. Ein schnurloses, permanent strahlendes Telefon gilt als normal und ein Handy gehört schon bei Schulkindern zur Normalausstattung. Die Verwendung von Hygiene- und Reinigungsmitteln und synthetischer Kosmetik hat gewaltige Dimensionen angenommen. Und bei der kleinsten Gelegenheit greift man zu hochwirksamen chemischen Medikamenten. Das Rauchen hat - besonders bei Frauen und Jugendlichen - erschreckende Ausmaße angenommen. 140.000 Menschen sterben allein in Deutschland jährlich an den Folgen des Rauchens! Und nicht zuletzt ist auch exzessiver Alkoholkonsum für viele an der Tagesordnung.

Dass der menschliche Organismus irgendwann mit diesen zahllosen, von der Natur nicht vorgesehenen Belastungen, nicht mehr umgehen kann, liegt auf der Hand. Das Milieu des Körpers ist permanent gestört. Das Immunsystem hat bei diesem Chaos von Informationen jegliche Orientierung verloren und reagiert allergisch, d.h. übertrieben und unangepasst. Ich kann bis zum heutigen Tage keinen vernünftigen Grund erkennen, weshalb man auf völlig natürliche Substanzen wie Blütenpollen oder Katzenhaare allergisch reagieren sollte!

Interessant sind in diesem Zusammenhang auch die zahlreichen Nahrungsmittelunverträglichkeiten. So erleben wir laufend Patienten, die nichts Rohes essen können, oder nichts Gekochtes, oder auf bestimmte Nahrungsmittel mit Unverträglichkeiten reagieren. Es gibt kostspielige Tests zur Untersuchung Hunderter bestimmter Nahrungsmittel und Nahrungsbestandteile. Das Resultat ist dann, dass man auf 50, 60 oder 70 bestimmte Dinge allergisch reagiert, und sie daher vermeiden sollte. Ganz davon abgesehen, dass man das im Alltag kaum umsetzen kann, halte ich es auch nicht für eine sinnvolle Lösung des Problems, sondern wieder einmal für eine reine Symptombehandlung. Wer sagt mir, dass ich nicht morgen oder übermorgen gegen weitere, mir heute noch unbekannte Dinge ebenso allergisch reagiere? Wir haben über viele Jahre die Erfahrung gemacht, dass Patienten mit Nahrungsmittelunverträglichkeiten nach erfolgreicher Milieu- und Darmsanierung wieder fast alles problemlos essen können. Mit "alles" meine ich dabei natürlich nicht die denaturierte und mit chemischen Zusatzstoffen misshandelte Zivilisationsernährung.

Wie bei jeder Erkrankung, ist auch beim Thema Allergien der psychische Hintergrund von großer Bedeutung. Wir sind „allergisch“ gegen viele Dinge in unserem Leben: gegen die Politik; die wirtschaftliche Situation; den Verkehr auf unseren Straßen; den Betrieb, in dem wir arbeiten; die Schule, den Partner und vieles mehr. Der Körper ist mit seinen allergischen Reaktionen dann eigentlich nur noch das ausführende Organ.

Da es sich bei einer Allergie nicht um ein klar abzugrenzendes Krankheitsbild handelt, gestaltet sich die Therapie entsprechend schwierig. Die Ursachen sind vielfältig und schwer erfassbar. Das Ganze ist aber trotzdem nicht hoffnungslos. Die Erfahrung hat gezeigt, dass eine Vorgehensweise nach folgendem Therapiekonzept in den meisten Fällen durchaus erfolgreich sein kann:

1. Ernährungsumstellung: weitgehender oder totaler Verzicht auf Kuhmilch, Kuhmilchprodukte, säurebildende und säureüberschüssige Nahrungsmittel, tierisches Eiweiß und Industrienahrung, deren Einzelbestandteile man nicht kennt (→ Ernährung).

2. Milieusanierung (→ Darmsanierung)

3. Korrektur der allergischen Reaktionsbereitschaft

Die generelle allergische Reaktionslage lässt sich am besten mit homöopathischen Mitteln korrigieren. Wir haben in unserer Praxis über viele Jahre gute Ergebnisse mit der Allergostop I - Behandlung der Firma Vitorgan gemacht. Leider steht diese so wertvolle und erfolgreiche Behandlungsmethode aufgrund der EU-Bürokratie nicht mehr zur Verfügung. Trotz intensiver Nachforschungen ist es mir bisher nicht gelungen, eine gleichwertige Behandlungsmethode zu finden.

Unsere Vorgehensweise ist im Moment die Therapie mit HORVI Enzym-Therapie (z.B. Horvitrigon) und Sambucus nigra ø von CERES. Inwieweit wir damit die gleichen Ergebnisse erzielen, kann derzeit noch nicht sicher behauptet werden. Weitere therapeutische Möglichkeiten sind klassische Homöopathie und Bioresonanz.

Gegen die bei Allergien häufig durchgeführten Eigenblutbehandlungen unterschiedlichster Art habe ich ziemliche Vorbehalte. Wir sind alle endobiontisch mehr oder weniger stark belastet. Die Eigenbluttherapie, eigentlich als Reiztherapie gedacht, verstärkt dann die Endobiose, was natürlich nicht sinnvoll sein kann. Ich führe Eigenblutbehandlungen daher heute nur noch bei der chronischen Sinusitis (→ Autosanguis Heel) durch.

Ein weites Tätigkeitsfeld stellt zunehmend der Bereich der sogenannten Autoimmunerkrankungen dar. Zahlreiche Erkrankungen wie Rheuma, Morbus Crohn oder Hashimoto werden dem inzwischen zugeordnet. Das Immunsystem wendet sich in diesen Fällen aus uns nicht bekannten Gründen gegen körpereigene Gewebe und Organe. Da es sich hier im Prinzip ebenfalls um allergische Reaktionen handelt, sollte man logischerweise nach dem gleichen Konzept verfahren können. Es kann also durchaus sinnvoll sein, im Rahmen einer Therapie, die auf den ersten Blick überhaupt nichts mit einer Allergie zu tun hat, auch einmal einen Versuch in dieser Richtung zu unternehmen.

Auch bei bestimmten anderen Erkrankungen, wie z.B. Borreliose oder Rheumatischem Fieber, ist eine allergische Komponente als Spätfolge durchaus vorstellbar. Die Erreger sind zwar nicht mehr nachweisbar, haben aber eine Information hinterlassen, die ein neues Krankheitsgeschehen unterhält.

Alternative Krebstherapie

Seit Jahrzehnten, ja seit Jahrhunderten, ist die Menschheit auf der Suche nach Erklärungsmodellen und Heilungsmöglichkeiten für Krebserkrankungen. Der Einsatz zahlloser Forscher und riesige Summen investierter Forschungsgelder kann aber leider nicht darüber hinweg täuschen, dass wir kein Stück weiter gekommen sind. Alle hoffen tagtäglich auf das Wundermittel oder die Entdeckung des Krebs verursachenden Erregers. Vor allem natürlich die Pharma-Industrie. Auch Prof. Enderlein war in starkem Maße bemüht, wirksame Mittel zur Bekämpfung von Krebs zu entwickeln. Unbestreitbar hatten die mit Enderlein eng zusammen arbeitenden Ärzte in der damaligen Zeit mit den wenigen zur Verfügung stehenden Mitteln teilweise beachtliche Heilungserfolge (→ AKMON). Der ganz große Durchbruch konnte aber auch Enderlein nach unserem Verständnis nicht gelingen.

Meiner Ansicht nach ist das Problem Krebs so vielschichtig, dass es die erhoffte einfache Lösung nie geben wird. Auch nicht mit Gentechnologie und Stammzellenforschung. Der bei einer Krebserkrankung sicher mit entscheidende psychische Hintergrund bleibt in der Schulmedizin unbeachtet. Zahlreiche Bücher beschreiben, welche psychischen Konstellationen die Entstehung von Krebs begünstigen. Man spricht von der sogenannten „Krebspersönlichkeit". Es gibt Theorien über Krebs auslösende Schockzustände (*Hamer*). Es gibt auch genügend Krebsfälle, die das bestätigen. Insofern wäre es endlich an der Zeit, den seit vielen Jahren eingeschlagenen erfolglosen Irrweg zu verlassen und neue Wege zu beschreiten. Tatsache ist, seit Jahrzehnten durch viele Statistiken belegt, dass die schulmedizinische Vorgehensweise Operation - Bestrahlung - Chemotherapie keinen Krebs zu heilen vermag und zu keinem Tag zusätzlichen Lebens verhelfen kann.

Tatsache ist auch, dass es alternative Ansätze gibt, die helfen würden, zahllose Menschenleben zu retten. Es ist absolut unverständlich, weshalb sich nicht einmal alle Kreise aus den unterschiedlichsten Bereichen zusammen setzen und versuchen, einen gemeinsamen Lösungsansatz zu finden. Dieses Problem haben wir aber nicht nur bei Krebs, sondern in der Medizin generell. Es geht ja auch nicht um die Gesundheit der Menschen, sondern um die ertragreiche Vermarktung von Arzneimitteln und Methoden.

Nach meiner Überzeugung ist Krebs das Ergebnis jahrelanger Überlastung des Organismus durch falsche Ernährung; Genuss- und Suchtmittel; toxische Schwermetalle in Zähnen, Leitungswasser und Nahrungsmitteln; Einnahme oft überflüssiger schulmedizinischer Medikamente (künstliche Hormone, Lipidsenker, Antazida u.v.m.); und ständigen Konsum von tierischem Eiweiß in zu großen Mengen. In der Folge kommt es zu massiven Störungen des gesamten Milieus und irgendwann ist der Organismus so vergiftet, dass er eine Möglichkeit finden muss, das Problem zu lösen, um das Leben zu erhalten. Diese Lösung ist der Tumor. Lesen Sie dazu das außerordentlich informative Buch von Lothar Hirnreise: "Chemotherapie heilt Krebs und die Erde ist eine Scheibe." (→ Literatur)

Dazu der folgende Praxisfall:

Praxisfall: Mamma-Ca.

Patientin aus Norwegen, 58 J.

Bösartige Knoten in der rechten Brust, völlige Entfernung der rechten Brust und der axillären Lymphknoten, 11 Jahre später: Metastasen in Lunge und Rippen, Chemotherapie

Die Krebserkrankung war offensichtlich weit fortgeschritten, der Allgemeinzustand der Patientin nach längerer Chemotherapie dementsprechend stark beeinträchtigt. Die Patientin kam im Juli 2001 zum ersten Mal in unsere Praxis. Die geschilderte Erstbehandlung erfolgte 4 Wochen lang stationär bei uns im Hause.

Dunkelfeld: Darmrollen/Geldrollen = Milieustörung, zitronen- und tropfenförmige Erys = Leberstörung als Folge der Chemotherapie

Bei der Beobachtung der Eintrocknungsbilder über mehrere Tage zeigten sich nach wenigen Stunden Ausbuchtungen an den Erythrozyten, später dann CWD-Bakterien = Probleme des Immunsystems

Therapie: Milieutherapie, Darmsanierung nach Plan (→ Darmsanierung), Ernährungsumstellung: weitgehender Verzicht auf tierisches Eiweiß, Entstören aller vorhandenen Narben, Leimbach-Ausleitung (→ Leimbach-Ausleitung), Fußreflexzonenmassage, Aromamassage

zusätzlich: Spirulina, Green Kamut, OPC

Die Patientin hat sich danach aufgrund ihres guten Befindens entschlossen,die ärztlicherseits angeratene Chemotherapie nicht weiter fortzusetzen.

Nov. 2001: Die Patientin ist völlig verändert, regelrecht aufgeblüht. Sie fühlt sich alles andere als krank. Die medizinische Kontrolle ergibt einen Stillstand der Erkrankung, keinerlei Krebstätigkeit mehr erkennbar.

Dunkelfeld-Kontrolle: relativ normales Blutbild ohne erkennbare nennenswerte Belastungen, völlig freie Erythrozyten, keine Bakterien in den Erys mehr

Sept. 2002: Weitere Kontrollen in der Zwischenzeit ergeben keine nachweisbare Krebserkrankung mehr.

Diese Patientin scheint offensichtlich geheilt zu sein, einer dieser medizinisch unerklärbaren Heilungserfolge, die dann gerne als Zufälle abgetan werden!

Das vorstehende Behandlungskonzept kann sicher keine generelle Lösung des Problems Krebs darstellen. Jeder Patient ist anders strukturiert und jeder Fall liegt anders. Das ist ja genau das Problem der schematischen, schulmedizinischen Denkweise. Eine Therapie dieser Art bietet aber in jedem Fall die Chance, die jeder Krankheit zugrunde liegende Milieustörung durch Ernährungsumstellung, Entgiftung und Entsäuerung zu beheben. Auf dieser Basis hat der Organismus dann eine gute Möglichkeit, mit der Krebserkrankung fertig zu werden.

Sehr bewährt haben sich in diesem Zusammenhang als entscheidende Therapiemaßnahmen über die Milieusanierung hinaus:

- HORVI Enzym-Therapie
- Vitamin C - Infusionen
- Cellsymbiosis-Infusionen nach Dr. med. Kremer.

Horvi Enzym-Therapie (HET)

Die von Dr. Waldemar Diesing in lebenslanger Arbeit entwickelten Horvi-Präparate werden aus den Enzymen der Gifte von Schlangen, Kröten, Spinnen und anderen ähnlichen Tieren gewonnen. Die Mittel sind in Deutschland nicht zugelassen, können aber im Rahmen der EU-Richtlinien aus Holland beschafft und in Deutschland eingesetzt werden. Ich weiß nicht, wer das verstehen soll. Bei uns sind Arzneimittel nicht nur zugelassen, sondern sogar frei verkäuflich, die wie z.B. Aspirin seit über 100 Jahren jährlich bis zu 5.000 Todesfälle durch Magenblutungen verursachen.

In vielen Fällen ist für mich heute die HET im Anschluss an eine mit SANUM-Mitteln durchgeführte Milieu- und Regulationstherapie die Therapie der Wahl. Die HET ist in der Lage, aus früheren Erkrankungen noch bestehende Restprobleme aufzuarbeiten. Die Patienten bezeichnen das gerne als „Baustellentherapie". Die unangenehme Nebenwirkung dabei ist, dass die Patienten dabei oft alle Gesundheitsprobleme, die sie in ihrem Leben hatten, noch einmal in abgeschwächter Form durchmachen. Die wichtigsten Einsatzbereiche der HET sind für mich:

- Allergien, Autoimmunerkrankungen
- Augenerkrankungen
- Erkrankungen im Lungen- und Bronchialsystem
- Herz- und Kreislaufprobleme
- Klimakterische Beschwerden, Menstruationsstörungen
- Krebserkrankungen aller Art
- Kopfschmerzen, Migräne
- Rheumatische Erkrankungen

Ein absoluter Schwerpunkt sind dabei gutartige und bösartige Tumore aller Art, also z.B. auch Gebärmutter-Myome und Krebserkrankungen, und Neuralgien. Hier leistet die Horvi-Therapie oft Erstaunliches. Viele Patienten habe ich mit der Horvi-Therapie auch schon vor einer Operation bewahren können.

Da die Arbeit mit Horvi-Mitteln nicht ganz einfach ist, sollten Sie in der Lage sein, anhand des erhältlichen Ampullen-Testsatzes selbst zu testen. Falls nicht, sollten Sie grundsätzlich vor jeder Therapie einen Therapieplan bei Horvi (Frau Lambert) anfordern.

Horvi-Arzneimittel sind als Ampullen oder Tropfen erhältlich (www.horvi.com)

Infusionen

Vitamin C - Infusionen

Die meisten Lebewesen können Vitamin C (*Ascorbinsäure*) aus Glucose über mehrere enzymatische Stufen synthetisieren. Der Mensch hat diese Fähigkeit im Laufe der Evolution verloren. Seit dem 15./16. Jahrhundert sind vermutlich mehr Seefahrer an Skorbut (Vitamin C-Mangel) gestorben als an allen anderen Erkrankungen zusammen. Erst 1752 wurde entdeckt, dass die Einnahme von Zitronensaft Skorbut verhinderte. Später entdeckte man weitere Substanzen, die dazu in der Lage waren, z.B. Sauerkraut, Kartoffeln und frische Kräuter.

Heute weiß man, dass Ascorbinsäure regulierend in viele Stoffwechselvorgänge eingreift, vor allem aber der Abwehr von freien Radikalen dient und ganz allgemein die Immunleistung zu steigern vermag. Oxidativer Stress und freie Radikale sind an der Entstehung zahlreicher Erkrankungen maßgeblich beteiligt (Allergien, Arteriosklerose, Autoimmunerkrankungen, Bronchialasthma, CFS, Colitis ulcerosa, Morbus Crohn, MS u.v.m.)

Die orale Einnahme von Vitamin C in isolierter Form hat nur eine begrenzte Wirkung, da die Nieren auftretende Säuren sofort neutralisieren und damit unwirksam machen. Anders verhält es sich mit hochdosierten Infusionen. Aufgrund der hohen Dosierung braucht der Körper eine gewisse Zeit für die Neutralisierung, in der das Vitamin C so seine positive Wirkung entfalten kann.

Vitamin C-Infusionen sind angezeigt bei verminderter Leistungsfähigkeit, Müdigkeit, Appetitlosigkeit, Neigung zu grippalen Infekten, Blutungsneigung (Nasenbluten, Zahnfleischbluten), schlechter Wundheilung, schlechter Eisenresorption u.v.m.

Ein gesteigerter Vitamin C-Bedarf besteht vor allem bei Rauchern, Sportlern, gesteigertem Alkoholkonsum, Stress, starker Beanspruchung, Fehl- und Mangelernährung, aber auch bei der Einnahme bestimmter Medikamente wie Antikonzeptiva, Barbiturate, Acetylsalicylsäure, Kortikoide, Antidpressiva.

(→ Literatur: Harald Krebs "Die Praxis der Vitamin C-Hochdosis-Therapie")

Cellsymbiosis-Infusionen® nach Dr. Kremer

Nach Meinung von Dr. med. Kremer stellen die meisten heutigen Krankheitsbilder eine Störung der sauerstoffabhängigen Zellatmung und somit der Mitochondrienfunktion dar. Die Mitochondrien werden heute als *Endobionten* definiert. Sie haben sich über mehrere Millionen Jahre aus Bakterien entwickelt. In den Mitochondrien wird bekanntlich mit Hilfe der Oxidation von Sauerstoff unsere „Zellenergie" gebildet. Damit steuern sie nahezu alle Stoffwechselleistungen, Energieleistungen und Entgiftungsvorgänge. 90% des eingeatmeten Sauerstoffs werden dabei zur Energiegewinnung benötigt, um die Zellleistung aller Organe wie Herz, Gehirn, Immunsystem, Verdauungsorgane, Kreislaufsystem usw. zu gewährleisten.

Die Cellsymbiosistherapie® nach Dr. med. Kremer verfolgt das therapeutische Ziel der Regeneration der Mitochondrienfunktion und -struktur.

Das ungeliebte Thema Ernährung

Die Ernährung hatte für Enderlein - was die Schulmedizin bis zum heutigen Tage nicht erkennen will - einen außerordentlich hohen Stellenwert. Wie an anderer Stelle schon erwähnt, war er strikter Vegetarier und Rohköstler! Das bedeutet nun nicht unbedingt, dass jeder nur noch vegetarisch oder vegan spartanisch mit Rohkost leben sollte. Die meisten Menschen meinen aber immer noch, man könne essen, was kommt, rauchen und Alkohol in jeder beliebigen Menge trinken und dabei gesund werden, sein und bleiben. Dass das nicht möglich ist, liegt eigentlich auf der Hand.

Keiner käme auf die Idee, sein geliebtes Auto, das Super benötigt, mit Diesel betreiben zu wollen. Genau das tun wir aber jeden Tag mit unserem Körper. Ich rede hier nicht einer bestimmten Ernährungsphilosophie das Wort. Jede pauschale Ernährungsausrichtung ist für mich falsch. Wir sind Individuen mit ganz unterschiedlichen Anlagen und Bedürfnissen. Keiner ist wie der andere. Es ist z.B. ein gravierender Unterschied, ob ich auf einer Baustelle hart körperlich arbeite oder ob ich nur im Büro am Computer und abends vor dem Fernseher sitze. Weiter von Bedeutung sind meine sozialen Bedürfnisse und die Art meiner Freizeitgestaltung, Bewegung, Sport usw.

Meine Devise ist: Die richtige Ernährung ist die, bei der ich mich wohlfühle und gesund und leistungsfähig bin! Interessant ist in diesem Zusammenhang auch, dass wir oft meinen, der Körper müsse einfach mit allem umgehen können. So hatte ich vor Jahren einen Patienten, der berichtete, dass er immer, wenn er ein Glas Bier trinken würde, regelrechte Vergiftungssymptome bekäme. Ich sagte ihm, das Problem wäre ganz einfach zu lösen: Einfach kein Bier mehr trinken! Ein anderer traf nach erfolgreicher Darmsanierung einen Freund, ging mit diesem in eine Wirtschaft, und trank drei "Viertele" Rotwein. Danach ging es ihm richtig schlecht, was er überhaupt nicht verstehen konnte. Er meinte, das müsse doch auch einmal möglich sein. Ich sagte ihm daraufhin: Was möglich ist, entscheidet sein Körper!

Die Ernährung ist und bleibt der Milieufaktor Nummer eins. Daran führt überhaupt kein Weg vorbei. Das heißt, wir müssen gemeinsam mit dem Patienten eine Ernährungsweise finden, die den individuellen Bedürfnissen dieses Menschen weitgehend gerecht wird. Das ist möglich, meist aber mit mehr oder weniger großen Schwierigkeiten und Widerständen in der Umsetzung durch den Patienten und sein Umfeld verbunden.

Hier aber doch einige wesentliche Regeln, deren Beachtung ganz sicher von Vorteil sein dürfte:

1. Verzichten Sie weitgehend auf denaturierte Industrienahrung und Fertigprodukte, die für viele heutzutage selbstverständlich geworden sind und einen breiten Raum in der Ernährung einnehmen. Die Nahrungsmittelindustrie ist bekanntlich völlig skrupellos und konfrontiert uns - meist auch noch versteckt - mit einer Fülle von chemischen Zusatzstoffen wie künstlichen Aromen, Zusatzstoffen und Konservierungsmitteln, die alle irgendwann schädliche Auswirkungen haben müssen.

2. Reduzieren Sie den Konsum von hoch proteinhaltigen tierischen Nahrungsmitteln wie Fleisch, Wurst, Eier, Käse. Der Anteil dieser Produkte in unserer Ernährung ist - vor allem bei älteren Menschen - viel zu hoch. Maßstab für mich ist in diesem Zusammenhang die Muttermilch mit einem Eiweißanteil von ca. 1,5%.

Die erwähnten Produkte in unserer Ernährung enthalten dagegen ca. 20-25% Eiweiß. Der Körper kann das in dieser Konzentration nicht verwerten und deponiert es daher entgegen der landläufigen medizinischen Meinung (→ Prof. Lothar Wendt "Die Eiweißspeicherkrankheiten", Haug Verlag). Wendt hat klar einen Zusammenhang zwischen der Zunahme bestimmter Erkrankungen (z.B. Herzinfarkt) und dem Verzehr von tierischem Eiweiß nachgewiesen.

Die Speicherung von Fett und Kohlenhydraten macht fett.
Die Speicherung von Eiweiß macht krank!

Dr. Werthmann 2003

Prof. Wendt empfiehlt zur Vermeidung von Eiweißspeicherkrankheiten: Ein oder zwei Tage in der Woche keinerlei tierisches Eiweiß zu sich nehmen. Der Körper ist dann gezwungen, auf die vorhandenen Depots zurückzugreifen und baut sie auf diese Weise wieder ab.

Zu ergänzen wäre noch,

- dass eine pathologische Speicherung nur bei tierischem Eiweiß stattfindet,
- dass tierisches Eiweiß den Endobionten mästet, die roten Blutkörperchen verklumpt und so der Endobiose Vorschub leistet.

3. Trinken Sie keine stark zuckerhaltigen Kunstgetränke (Cola) und Limonaden, und auch keine kohlensäurehaltigen, eiskalten Getränke. Fruchtsäfte sind gut für Kinder, aber weniger für erwachsene Menschen, da sie zu konzentriert sind und gerne Magen-Darm-Unverträglichkeiten hervorrufen. Trinken Sie stattdessen oligomineraIes Quellwasser ohne Kohlensäure (→ Wasser).

4. Achten Sie darauf, dass Ihre Ernährung deutlich basenüberschüssig ist, d.h. reduzieren Sie den Konsum säurebildender Nahrungsbestandteile. Werfen Sie dazu einen Blick auf die nachstehende Tabelle. Nicht erwähnt sind hier Kaffee, Schwarztee, Alkohol, Süßigkeiten, Schokolade, Speiseeis usw. Alle diese Produkte sind stark säureüberschüssig.

   Ich frage die Patienten regelmäßig, wie sie sich ernähren, und bekomme dann meistens die Antwort: "normal!" Normal heißt für mich dann immer: ziemlich schlecht oder zumindest nicht besonders gut. Normal ist immer das, was die überwiegende Mehrheit macht, und das ist eben leider ziemlich falsch. Ich behaupte in diesem Zusammenhang, dass unsere Ernährung noch nie so schlecht war wie zurzeit, trotz Waerland, Bircher-Benner, M.O. Bruker, F.X. Mayr und vieler propagierter Ernährungsphilosophien wie Makrobiotik, Ayurveda, Fit for Life, Rohkosttherapie usw. Es gibt immer mehr Kunstprodukte, Fixprodukte, Convenience-Produkte. Es muss alles schnell gehen und einfach sein. Wir entfernen uns so immer weiter von dem, was von Natur aus für uns vorgesehen ist.

   Essen Sie überwiegend basenüberschüssig, also Obst, Gemüse, Kartoffeln, Salate, möglichst mehrfach am Tag. Wenn Sie eine Anregung für Ihren Speiseplan suchen, kaufen Sie das Buch meiner Frau Elisabeth Weigel "Schlemmen ohne Reue“. Es ist mit 172 Rezepten eine Fundgrube zahlreicher, schmackhafter, praxiserprobter, einfach zuzubereitender Gerichte für eine konsequent basische, vegetarische, gesunde Ernährung

Hier dazu noch ein Auszug aus einer Tabelle zum Säure-Basen-Haushalt. (Quelle: IPEV Institut für Prävention und Ernährung D-85737 Ismaning):

Auswirkungen bestimmter Nahrungsmittel auf den Säure-Basen-Haushalt + = säurebildend, - = basisch					
Schweinefleisch	+ 7,9	Feigen getrocknet	-18,1	Gurken	-0,8
Leber (Kalb)	+14,2	Rosinen	-21,0	Kopfsalat Ø	-2,5
Emmentaler	+21,1	Bananen reif	-5,5	Tomaten	-3,1
Schmelzkäse	+28,7	Zitronen	-2,6	Spinat	-14,0
Quark	+11,1	Weintrauben reif	-3,9	Zucchini	-4,6
Hühnerei	+8,2	Pfirsiche	-2,4	Broccoli	-1,2
Reis geschält	+4,6	Ananas	-2,7	Karotten	-4,9
Naturreis	+12,5	Äpfel reif	-2,2	Kartoffeln	-4,0
Spaghetti	+6,5	Erdbeeren	-2,2	Feldsalat	-5,0
Vollkornbrot	+5,3	Erdnüsse	+8,3	Blumenkohl	-4,0
Weißbrot	+3,7	Walnüsse	+6,8	Bohnen grün	-3,1

Es ist natürlich nicht sinnvoll und auch nicht notwendig, den täglichen Speisezettel nur nach einer derartigen Tabelle auszurichten. Sie kann vielmehr nur eine Orientierungshilfe darstellen, wo ich mich schwerpunktmäßig mit meiner Ernährung befinde und welche Korrekturen eventuell erforderlich sind. Eine meiner Nichten meinte in diesem Zusammenhang einmal, man könne auch an einem Druckfehler sterben!

Eine entscheidende Rolle spielt dabei natürlich auch die gesundheitliche Situation. Wenn ich schon unter rheumatischen Beschwerden leide, haben die Säuren ein ganz anderes Gewicht als bei einem normal Gesunden, bei Nierensteinen oder Gicht zum Beispiel auch die Oxalsäure (Oxalatsäure). Oxalsäure kommt in höherer Konzentration vor in Lebensmitteln und Getränken wie Schwarztee, Pfefferminztee, Spargel, Spinat, Mangold, Rote Bete, Rhabarber, Kakao und Schokolade.

So hatte ich vor einiger Zeit einen Patienten, der sagte, er wäre Vegetarier, würde sich aber in erster Linie von Brot und Käse ernähren. Das kann natürlich nicht gut sein. Er hatte dementsprechend auch Thrombosen in beiden Unterschenkeln und schon mehrere Lungenembolien - mit 33 Jahren! Vegetarisch heißt frisch, sorgfältig ausgewählt und abwechslungsreich. Viele Vegetarier essen statt Fleisch und Wurst große Mengen Käse, Brot und Süßigkeiten und haben damit natürlich ernährungsphysiologisch überhaupt nichts gewonnen.

Ein anderer Patient berichtete, er würde keinerlei grüne pflanzliche Nahrung verzehren, also kein grünes Gemüse und keinen grünen Salat. Dazu muss man wissen, dass das Chlorophyll, der grüne Pflanzenfarbstoff, chemisch verwandt ist mit dem roten Blutfarbstoff Häm, einem Bestandteil des Hämoglobins. Eine derartige Ernährung muss zwangsläufig im Laufe der Jahre zu körperlichen Defiziten führen.

Eine weitere Patientin erzählte, sie würde sich in der Hauptsache von Nudeln, Eiscreme und Coca Cola ernähren. Salat wäre für sie etwas Ungenießbares. Da müsse man immer stundenlang darauf herumkauen. Viel schlechter geht es ja nun wirklich nicht!

Eine gängige, sinnvolle Ernährungs-Empfehlung ist, 70% basenüberschüssige und 30% säurebildende Nahrung zu sich zu nehmen. Sie können schon aus der kleinen Tabelle leicht ersehen, dass Sie auf der einen Seite ziemlich große Mengen basischer Nahrungsmittel benötigen, um auf der anderen Seite die starken Säurebildner wie Fleisch, Wurst, Käse und Eier auszugleichen.

Interessant ist zu diesem Thema auch eine Stellungnahme der DGE (*Deutsche Gesellschaft für Ernährung*): „Eine basenüberschüssige Kost bringt keine nachweisbaren gesundheitlichen Vorteile. Eine Übersäuerung des Körpers ist beim Gesunden nicht zu befürchten, da Puffersysteme den Säure-Basen-Spiegel im Blut und Gewebe konstant halten."

Dazu muss man zwei Dinge wissen:

1. Die DGE ist nicht etwa ein neutrales Institut, sondern wird im Wesentlichen von der Nahrungsmittelindustrie finanziert.

2. Eine permanent säurelastige Ernährung strapaziert die körpereigenen Puffersysteme und verursacht langfristig Defizite und damit eine Übersäuerung mit dementsprechenden Erkrankungen (z.B. Rheuma, Osteoporose).

   Zusätzlich bleibt die Frage offen: "Wer ist heute noch wirklich gesund?"

5. Sehr bewährt hat es sich, bei allen Magen-, Darm- und Stoffwechselproblemen morgens nüchtern 0,2 l sogenannten Ingwertee zu trinken, und zwar möglichst warm. Das ist wohltuend, hilft bei Reizzuständen im Magen-Darmbereich, bei Erkältung, aktiviert den Stoffwechsel und wirkt wärmend und entschlackend.

   Zubereitung:

   - von einer frischen Ingwerknolle 5-6 dünne Scheiben abschneiden und in Wasser ca. 10-15 Minuten köcheln lassen, abschütten und warm trinken;
   - man kann die Ingwerscheiben mehrere Tage verwenden, einfach im Topf lassen, so viel Wasser dazu geben, dass die Scheiben bedeckt sind, und jeden Tag ein paar frische Scheiben dazu geben;
   - die Ingwerknolle im Kühlschrank aufbewahren.

Die Blutgruppenernährung

nach Dr. Adamo

Eine - mit gewissen Abstrichen - recht brauchbare Orientierung für eine sinnvolle Ernährung liefert meiner Meinung nach die Forschung der amerikanischen Ärzte Dr. Adamo Vater und Sohn. Nach ihrer Auffassung ist die Blutgruppe unsere Grundveranlagung, die sich über Jahrtausende kaum verändert hat! Der menschliche Körper ist träge und nur notdürftig an die Erfordernisse des modernen Lebens angepasst! Daher auch die Probleme mit vielfältigen Krankheitserregern. Nicht diese sind das Problem - wir und unsere mangelnde Anpassungsfähigkeit sind das Problem!

Nach Dr. Adamo und meiner Praxiserfahrung haben Menschen mit der Blutgruppe 0 in erster Linie ein Problem mit Kuhmilch und daraus hergestellten Milchprodukten, Menschen mit der Blutgruppe A (als geborene Vegetarier!) dagegen mit Fleisch, Milch und Milchprodukten. Die einzige Blutgruppe, die mit Milch richtig gut umgehen kann, ist die Blutgruppe B (vorwiegend bei Osteuropäern und Asiaten anzutreffen, wobei die Asiaten keine Kuhmilch konsumieren und daher auch bestimmte Krankheiten bei ihnen unbekannt sind.) Interessanterweise gibt es bei Schaf- und Ziegenmilch und daraus hergestellten Produkten kaum Probleme.

Da mir der Bezug der Ernährung zur Blutgruppe sehr wichtig ist, arbeite ich in meiner Praxis seit Jahren mit den AB0-Testseren von Johnson & Johnson und führe in fünf Minuten eine Blutgruppenbestimmung durch, wenn der Patient seine Blutgruppe nicht kennt, was erstaunlicherweise sehr oft der Fall ist!

Körperliche Bewegung und Stoffwechsel

Neben einer guten Ernährung ist für mich ausreichende körperliche Bewegung von elementarer Bedeutung. Ich verstehe darunter nicht, nur ein bisschen geruhsam spazieren zu gehen. Bewegung sollte regelmäßig erfolgen und schweißtreibend sein. Nur dann erfüllt sie ihren Zweck, den Stoffwechsel zu aktivieren. Ein Problem ist dabei nicht nur die Bequemlichkeit, sondern vor allem das oft vorhandene Übergewicht und bestehende Gelenkprobleme. Raffen Sie sich auf! Gehen Sie in einen Sport- oder Turnverein. Gehen Sie wandern, schwimmen, tanzen, radfahren, Tennis spielen, oder was auch immer. Es gibt unendlich viele Möglichkeiten. Ihr Körper wird es Ihnen danken. Sie bleiben jung und fit. Das Übergewicht verschwindet und zur Therapie von Gelenkproblemen gibt es hervorragende Möglichkeiten.

Viele Menschen haben heute einen gestörten Fettstoffwechsel, da sie dauernd etwas essen (Kaugummi, Bonbons usw.), sich zu kohlenhydratreich ernähren und zu wenig bewegen. Der Kohlenhydratstoffwechsel sollte aber nur die erste Stufe der Energiegewinnung leisten. Nach kurzer Zeit sollte der Körper auf Fettverbrennung umstellen.

Dazu WIKIPEDIA:

„Die Fettverbrennung ist ein im Körper ständig ablaufender Vorgang. Das Ausmaß hängt vom Grad körperlicher Betätigung und damit vom Energiebedarf ab. Studien zufolge verringert eine kohlenhydratreiche Ernährung durch den resultierenden höheren Insulinausstoß die Fettoxidation um bis zu 35 %, was noch sechs bis acht Stunden nach Einnahme einer Mahlzeit andauern kann."

Aus den geschilderten Gründen bin ich der Meinung, dass es falsch ist, in kurzen Abständen immer wieder etwas zu essen. Zwischen den Mahlzeiten sollten genügend große Pausen sein. Der Körper wird sich sonst immer im Kohlenhydratstoffwechsel bewegen und hat keine Chance, auf Fettstoffwechsel umzustellen.

Rheuma und Arthrose

Bewegungseinschränkungen durch rheumatische Erkrankungen und Arthrose bilden die Hauptursache für vorzeitiges Ausscheiden aus dem Arbeitsprozess. Schulmedizinisch ist dieser Formenkreis chronisch-progredient und damit unheilbar. Die ärztliche Kunst beschränkt sich auf Linderungsmaßnahmen, d.h. Unterdrückung der Symptome. Interessant ist in diesem Zusammenhang das Buch „Kampf der Arthrose" der spanischen Ärztin Ana Maria L. Bergasa.

Nach Frau Bergasa ist Arthrose keine Krankheit, sondern ein chemisches Problem des Organismus. Knorpel und Knochen werden ebenso wie alle anderen Zellen laufend erneuert. Das Problem dabei ist, dass dafür ungefähr zwei Jahre benötigt werden. Bei der Arthrose erfolgt der Ausgleich für die Abnützung langsamer als der Verschleiß.

Seltsamerweise fragt dabei niemand nach, wie der Patient sich ernährt, obwohl das die entscheidende Frage wäre. Kalziummangel (Osteoporose) ist in vielen Fällen auf eine mangelhafte Proteinsynthese zurückzuführen. Die in den Gelenken enthaltene Gelenkschmiere besteht ebenfalls aus Proteinen. Bei einer Störung wird diese entweder wässrig oder dick und hart. Als Folge fühlen wir uns steif und haben Schmerzen.

Frau Bergasa ist der Meinung, dass der Körper für einen funktionierenden Knorpel- und Knochenstoffwechsel im Wesentlichen drei Stoffe braucht:

1. genügend Proteine aus der Nahrung
2. Magnesium zur Aktivierung der Aminosäuren
3. ausreichend Vitamin C zur Regeneration der Knorpel

Der Mangelfaktor ist bei der heutigen Ernährung in der Regel Magnesium. Da die Aufnahme mit der Nahrung oft nicht ausreicht, macht es Sinn, täglich Magnesiumchlorid einzunehmen. Wir empfehlen dazu ein natürliches Produkt aus dem Toten Meer. (Vertrieb: www.zeitenschrift.com)

Wasser - unser wichtigstes Lebensmittel

Wasser ist zweifellos unser wichtigstes Lebensmittel. Es wird empfohlen, dass wir pro Tag, abhängig von Alter, Größe, Gewicht und Art der Ernährung, ca. 1,5 - 2 Liter Wasser zu uns nehmen sollten. Kein anderes Lebensmittel benötigen wir in dieser Menge! Wasser in möglichst reiner Form ist im menschlichen Körper ein Lösungs- und Transportmittel. Wasser dient nicht der Versorgung mit Mineralien! Die im Wasser enthaltenen Mineralien sind anorganisch und können vom menschlichen Körper nicht oder nur eingeschränkt genutzt werden, das heißt, sie müssen ausgeschieden oder deponiert werden.

Die Meinungen über die Art des zu verwendenden Wassers gehen weit auseinander. Es wird immer wieder behauptet, dass unser Trinkwasser das am besten geprüfte Lebensmittel wäre. Das ändert aber nichts daran, dass die Qualität alles andere als gut ist. Das Leitungswasser enthält in der Regel anorganische Schwermetalle und ist daher als Trinkwasser nur sehr bedingt geeignet! Anorganische Schwermetalle sind toxisch (giftig) und blockieren biologische Systeme und Therapien, also auch die SANUM-Therapie. Die immer wieder gehörte Behauptung, unser Leitungswasser sei von hervorragender Qualität, bezieht sich einzig und allein auf die Keimfreiheit.

Die WHO (Weltgesundheitsorganisation) sagt, dass ein hoher Prozentsatz unserer heutigen Erkrankungen durch anorganische Schwermetalle mit verursacht wird.

Für die enthaltenen Schwermetalle (Kupfer, Zink, Blei, Aluminium, Quecksilber usw.) gibt es zwar zulässige Richtwerte. Leider sind diese in Deutschland immer sehr viel höher als z.B. in der EU generell oder in den USA. Grenzwerte sind außerdem immer willkürlich festgelegt und jeder Einzelne reagiert völlig anders. Auch geringe Belastungen können sich im Laufe der Zeit im Körper anreichern. Außer den Schwermetallen enthält das Leitungswasser je nach Standort auch weitere gesundheitsschädliche Stoffe wie Nitrat (krebserregend), Asbest, Pestizide, weibliche Hormone (Hormonpflaster, Antibabypille), Medikamentenrückstände aller Art und andere Verunreinigungen.

Der französische Forscher Prof. Louis Claude Vincent hat nachgewiesen, dass ein deutlicher Zusammenhang zwischen der Trinkwasserqualität und der Erkrankungshäufigkeit, bzw. der Sterblichkeitsrate der Bevölkerung besteht. Prof. Vincent stellte über einen Zeitraum von 12 Jahren eindeutig fest, dass in Frankreich in Industrie-Regionen mit hartem, mineral- und schadstoffhaltigem Trinkwasser die Erkrankungshäufigkeit, bzw. die Sterblichkeit bis zu doppelt so hoch war wie in Regionen mit weichem, mineral- und schadstoffarmem Trinkwasser.

Nach Prof. Vincent ist der Widerstand (bzw. die Leitfähigkeit = Gehalt an Mineralien) das wichtigste Qualitätsmerkmal eines reinen, gesunden Trinkwassers:

Je geringer die Leitfähigkeit und je höher der Widerstand, desto besser ist das Wasser !

Dazu eine kleine Tabelle. Für die Messung in der Praxis gibt es preiswerte Geräte:

Wirkung	µS (Mikrosiemens)	Ohm (Widerstand)	Härte (Kalk)
sehr gute entschlackende Wirkung	50 - 80	20.000 - 12.500	1,8 - 3,0
gute entschlackende Wirkung	90 - 130	11.000 - 7.700	3,2 - 4,5
noch befriedigende Wirkung	140 - 167	7.100 - 6.000	5,0 - 6,0
nicht mehr entschlackend	200 - 250	4.000 - 5.000	7,0 - 9,0
belastend	300 - 500	3.300 - 2.000	10,0 - 18,0
mangelhaft	600 - 1200	1.200 - 800	20,0 - 40,0
stark belastend	1300 - 1500	750 - 600	44,0 - 53,0

Quelle: WFT Wasser-Filter-Technik Ltd.

Ich halte die Abklärung der Schwermetallbelastung und geeignete Maßnahmen zur Ausleitung für unbedingt erforderlich. Zu Beginn jeder Therapie testen wir daher in unserer Praxis den Urin des Patienten und das von ihm verwendete Leitungs-, bzw. Mineralwasser mit einem Labortest (SMT) auf anorganische Schwermetalle.

Viele Patienten verwenden das Leitungswasser für Kaffe oder Tee in abgekochtem Zustand. Damit werden zwar vorhandene Keime - eventuell - abgetötet. An der Schwermetallbelastung ändert sich aber logischerweise überhaupt nichts. Zum Trinken wird in Deutschland überwiegend kohlensäurehaltiges Mineralwasser verwendet. Die darin teilweise in beachtlichen Mengen enthaltenen anorganischen Mineralien sind für den Körper kaum nutzbar. Sie müssen daher ausgeschieden werden. Wenn das nicht möglich ist, lagert der Körper sie irgendwo ab, was auch nicht gerade gesundheitsfördernd ist.

Seltsamerweise bekommt man in fast allen Ländern dieser Welt oligominerales (wenig mineralhaltiges) Wasser ohne Kohlensäure. Nur in Deutschland ist man immer noch auf der "Mineralwasserwelle"! Ich bin immer wieder erstaunt, dass es auch heute noch in sogenannten "guten" Lokalen oft nicht möglich ist, ein mineralarmes Quellwasser oder überhaupt ein Wasser ohne Kohlensäure zu bekommen. In allen Ländern dieser Welt ist das eine absolute Selbstverständlichkeit. Kohlensäure ist im menschlichen Organismus eigentlich ein Ausscheidungsprodukt. So scheiden wir z.B. flüchtige Obstsäuren in Form von Kohlensäure über die Atmung aus. Ich halte es nicht für sinnvoll, sich ein Ausscheidungsprodukt über die Ernährung in großen Mengen zuzuführen!

Ein besonderes Kapitel sind die sogenannten "*Heilwässer*". So enthält eine 0,75 L - Flasche eines in Deutschland sehr renommierten Heilwassers unter anderem folgende Bestandteile:

602,5 mg	Natrium
122,0 mg	Kalzium
28,1 mg	Kalium
1472 mg	Kohlensäure

Ich halte es für ausgesprochen bedenklich, ein solches Wasser einem Herz-Kreislauf-Patienten anzuraten. Für mich ist das kein Heilwasser, sondern eine Kochsalzlösung! Französische und italienische Quellwasser enthalten dagegen oft weniger als 20 mg Mineralien insgesamt pro Liter! Inzwischen gibt es auch in Deutschland Quellwasser mit einem niedrigen Gehalt an Mineralien (z.B. Black Forest Pearl von der Peterstaler Quelle). Die Erkenntnis ist also auch da inzwischen angekommen.

In diesem Zusammenhang stellt sich die Frage: Wie bekomme ich zuverlässig ein Wasser von optimaler Qualität? Nach annähernd 25-jähriger intensiver Beschäftigung mit diesem Thema bin ich der Meinung, dass die Umkehrosmose die beste und zuverlässigste praktikable Lösung darstellt. Bei diesem Verfahren werden alle Schadstoffe, Arzneimittelrückstände, Bakterien und Viren zu 100% herausgefiltert. Die eingebaute Membran reichert sich im Gegensatz zu den weit verbreiteten Aktivkohlefiltern nicht mit Schadstoffen an. Sie wird laufend durchgespült, so dass die Effektivität über Jahre hinweg nicht beeinträchtigt wird. Außerdem revitalisieren manche Geräte das Wasser nach Dr. Aschoff. Brauchbare Haushaltsgeräte sind durchaus bezahlbar und werden von mir daher auch unseren Patienten empfohlen. Es ist aber wichtig, bei der Anschaffung nicht nur auf den Preis zu achten. Wir haben auch schon Geräte erlebt, die zwar etwas billiger waren, bei denen das Wasser aber nach der Filterung nicht besser, sondern schlechter war.

Quellenverzeichnis - Literatur

Elke Krämer **"Leben und Werk von Prof. Dr. phil. Günther Enderlein"**
Reichl Verlag, St. Goar

Dr. med. A. Pischinger **"Das System der Grundregulation"**
8. Auflage, Haug-Verlag in MVS Medizinverlage Stuttgart GmbH & Co. KG, 1990

Günter Weigel
"Dunkelfeld-Nativblutuntersuchung nach Prof. Enderlein - Praxisleitfaden"
Semmelweis-Verlag ISBN 3-925524-28-2

Dr. Dr. Peter Schneider
"Der Stellenwert der SANUKEHLE innerhalb der SANUM-Therapie"
SANUM-Post Ausgabe 43, 1998, S. 2–5

Dr. med. Niels Krack **"Die Nasale Reflex-Therapie"**
Haug-Verlag ISBN 3-830-40680-0 (vergriffen)

Dr. Peter J. D'Adamo mit Catherine Whitney
"4 Blutgruppen - Vier Strategien für ein gesundes Leben"
Piper ISBN 3-492-04118-3

Lothar Hirnreise **"Chemotherapie heilt Krebs und die Erde ist eine Scheibe"**
Sensei Verlag ISBN 978-3-932576-67-6

T. Engelbrecht und Claus Köhnlein **"Virus-Wahn"**
Emu-Verlag ISBN 3-89189-147-4

Dr. med. August M. Zoebl **"Lesen Sie dieses Buch bevor Sie Impfling..."**
Verlag AEGIS ISBN 3-905353-59-8

Karl Hüsing **"Borreliose - Krank nach Zeckenstich - Wege zur Heilung"**
Beleben-Selbstverlag ISBN 978-3-9811846-0-0 (vergriffen)

Birgit Jürschik-Busbach **"Die verschwiegene Epidemie"**
9 Leben Verlag ISBN 978-3-981-41050-1

Giulia Enders **"Darm mit Charme"**
Ullstein Verlag ISBN 978-3-550-08041-8

Ana Maria Lajusticia Bergasa **"Kampf der Arthrose"**
Ennsthaler Verlag Steyr ISBN 978-3-85068-139-1

Harald Krebs **"Die Praxis der Vitamin C-Hochdosis-Therapie"**
Verlag Medizin Management ISBN 3-9809673-1-X

Elisabeth Weigel **"Schlemmen ohne Reue"** 217 Seiten
Bestellung: Internetseite www.ginkgoblatt.de

Seminare

Der Autor veranstaltet laufend Wochenend- und Tages-Intensivseminare in Lörrach / Südbaden und an anderen Plätzen in Deutschland, Österreich und der Schweiz.

Themen:

- **SANUM-Therapie** nach Prof. Enderlein
- **Dunkelfeldmikroskopie** in Theorie und Praxis

außerdem:

- **Fasten für Frauen** mit Elisabeth Weigel

  an vielen schönen Plätzen in Deutschland und im Ausland:
  Sylt, Rügen, Mallorca, Cornwall, Cinque Terre

Bei Interesse setzen Sie sich bitte direkt mit dem Autor in Verbindung.

Stichwortverzeichnis